U0397956

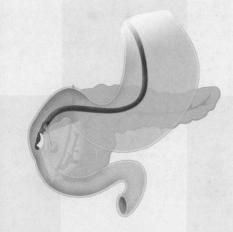

"胰"
路有医

主编｜沈柏用　王　伟
绘图｜姜琳琳

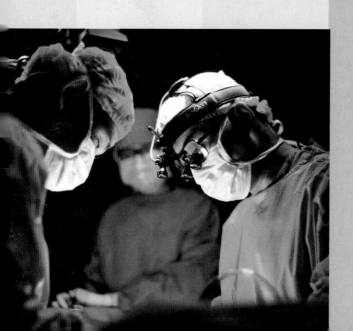

上海科学普及出版社

图书在版编目（CIP）数据

"胰"路有医 / 沈柏用, 王伟主编 . —上海：上
海科学普及出版社, 2019.4（2019.8重印）
ISBN 978-7-5427-7478-1

Ⅰ. ①胰… Ⅱ. ①沈… ②王… Ⅲ. ①胰腺疾病-诊
疗②胰腺肿瘤-诊疗　Ⅳ. ①R576②R735.9

中国版本图书馆CIP数据核字（2019）第051609号

策　　划　张建德
责任编辑　张吉容
特约编辑　陈润华

"胰"路有医

沈柏用　王　伟　主编

姜琳琳　绘图

上海科学普及出版社出版发行

（上海中山北路832号　邮政编码200070）

http://www.pspsh.com

各地新华书店经销　上海丽佳制版印刷有限公司印刷
开本 787×1 092　1/16　印张 12.5　字数 300 000
2019年4月第1版　2019年8月第2次印刷

ISBN 978-7-5427-7478-1　定价：75.00元

本书如有缺页、错装或坏损等严重质量问题
请向出版社联系调换

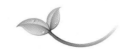

主编简介

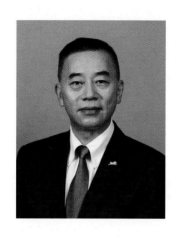

沈柏用 MD，PhD，FACS，主任医师，博士研究生导师。上海市科技精英，上海市领军人才，上海市优秀学术带头人。现任上海交通大学医学院附属瑞金医院副院长，上海消化外科研究所副所长，上海交通大学医学院胰腺疾病研究所所长，世界临床机器人外科学会（CRSA）主席。

国务院医学专业学位研究生教育指导委员会委员，国家卫生健康委员会规范化培训外科考核专家委员会委员，中国医师协会住院医师规范化培训外科专业委员会委员，中华医学会外科学分会外科手术学组委员，中国医师协会外科医师分会机器人外科医师委员会、微无创医学专业委员会胰腺专业委员会副主委，中国医学促进会外科分会、围手术期医学分会副主委，中国研究型医院学会普外科专业委员会、机器人与腹腔镜外科专业委员会、糖尿病与肥胖外科专业委员会、微创外科专业委员会副主委，中国抗癌协会肿瘤微创治疗委员会胰腺癌微创与综合治疗分会副主委，中国医疗器械行业协会模拟医学教育分会理事长，上海市医学会普外科专科分会候任主委，上海市医师协会普外科医师分会副会长。

获国家科技进步奖二等奖，国家教育部科技进步奖一、二等奖，华夏医学科技奖一等奖，上海医学发展杰出贡献奖，上海医学科技奖一等奖，上海市科技进步奖一等奖。目前担任《外科理论与实践杂志》执行副主编、《国际外科学杂志》副主编，同时还受聘 *World Journal of Surgery* 等十余本杂志编委。

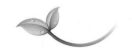

主编简介

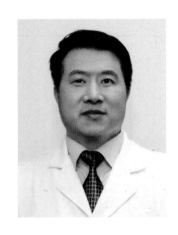

　　王伟　毕业于第二军医大学，博士后。现就职于上海交通大学医学院附属瑞金医院胰腺病中心，副主任医师。专业方向：超声内镜与胰腺疾病的诊断与鉴别诊断、胰腺疾病的诊疗及发病机制。

　　发表胰腺疾病相关论文39篇（含SCI论文13篇），主持国内首个慢性胰腺炎遗传学领域国家自然科学基金项目1项，参与胰腺相关国家自然科学项目基金3项，主编国内首部慢性胰腺炎专著《慢性胰腺炎：理论与实践》，参编胰腺相关专著两部：《消化超声内镜学（第二版）》《胰腺影像学》。

　　国家自然科学基金通信评审专家，上海市科学技术专家库专家，中国医师协会胰腺病专业委员会慢性胰腺炎专业学组委员，中国抗癌协会胰腺癌专业委员会第一届青年委员会委员，上海市抗癌协会第一届肿瘤营养支持与治疗专业委员会委员等，担任 *American Journal of Gastroenterology* 等数本学术杂志编委。

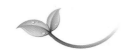

本书编委会

主　编　沈柏用　王　伟

绘　图　姜琳琳

编　委（以姓氏笔画为序）

马　洋　上海交通大学医学院附属瑞金医院胰腺病诊疗中心

王　伟　上海交通大学医学院附属瑞金医院胰腺病诊疗中心

王　越　上海交通大学医学院附属瑞金医院胰腺病诊疗中心

卢水蓉　上海东方医院消化内科

刘静静　上海交通大学医学院附属瑞金医院胰腺病诊疗中心

许志伟　上海交通大学医学院附属瑞金医院胰腺病诊疗中心

阮　祥　上海交通大学医学院附属瑞金医院胰腺病诊疗中心

孙文韬　上海交通大学医学院附属瑞金医院胰腺病诊疗中心

李凡露　上海交通大学医学院附属瑞金医院胰腺病诊疗中心

李鸿哲　上海交通大学医学院附属瑞金医院胰腺病诊疗中心

杨景瑞　上海交通大学医学院附属瑞金医院胰腺病诊疗中心

吴　岚　上海交通大学医学院附属瑞金医院胰腺病诊疗中心

吴　健　上海交通大学医学院附属瑞金医院胰腺病诊疗中心

邹思奕　上海交通大学医学院附属瑞金医院胰腺病诊疗中心

沙　莎　上海交通大学医学院附属瑞金医院胰腺病诊疗中心

沈子赟　上海交通大学医学院附属瑞金医院胰腺病诊疗中心

沈柏用　上海交通大学医学院附属瑞金医院胰腺病诊疗中心

张　敏　上海交通大学医学院附属瑞金医院胰腺病诊疗中心

张家强　上海交通大学医学院附属瑞金医院胰腺病诊疗中心

陆　玮　上海交通大学医学院附属瑞金医院特需科

陈浩达　上海交通大学医学院附属瑞金医院胰腺病诊疗中心

林捷威　上海交通大学医学院附属瑞金医院胰腺病诊疗中心

金洋冰　上海交通大学医学院附属瑞金医院胰腺病诊疗中心

周奕然　上海交通大学医学院附属瑞金医院胰腺病诊疗中心

赵治锋　上海交通大学医学院附属瑞金医院胰腺病诊疗中心

钟一鸣　上海交通大学医学院附属瑞金医院胰腺病诊疗中心

施志豪　上海交通大学医学院附属瑞金医院胰腺病诊疗中心

姜　毓　上海交通大学医学院附属瑞金医院胰腺病诊疗中心

祝有位　上海交通大学医学院附属瑞金医院胰腺病诊疗中心

徐　炜　上海交通大学医学院附属瑞金医院胰腺病诊疗中心

秦　凯　上海交通大学医学院附属瑞金医院胰腺病诊疗中心

钱　浩　上海交通大学医学院附属瑞金医院胰腺病诊疗中心

钱梨寒　上海交通大学医学院附属瑞金医院胰腺病诊疗中心

龚婷婷　上海交通大学医学院附属瑞金医院消化科

程东峰　上海交通大学医学院附属瑞金医院胰腺病诊疗中心

傅宁禛　上海交通大学医学院附属瑞金医院胰腺病诊疗中心

温晨磊　上海交通大学医学院附属瑞金医院胰腺病诊疗中心

熊　丞　上海交通大学医学院附属瑞金医院胰腺病诊疗中心

霍　震　上海交通大学医学院附属瑞金医院胰腺病诊疗中心

前言

　　胰腺疾病病种繁多，临床诊疗复杂，尽管随着医疗条件的不断改善、医疗投入的不断增加、众多医者的不懈努力，越来越多的胰腺疾病得以检出和获得良好治疗，但离患者的期望距离仍远，兼之一些不良生活习惯或其他未知因素的增加，胰腺疾病发病人群仍在快速增加，其对人类健康危害的广度和深度日益显著。

　　胰腺疾病诊疗困难。胰腺位于身体最深处，周围脏器及血管众多，多数胰腺疾病起病隐匿，往往并无明显不适或者症状轻微，出现症状后又常以上腹不适、慢性胃炎、慢性胃病、消化不良、慢性胆囊炎、新发糖尿病、血糖不稳、体重减轻、消瘦、腰肌劳损、腰椎骨质疏松、腰背部不适、慢性腹泻和消化道出血等诸多面目出现，诊断与治疗的困难程度远超一般认知。

　　鉴于此，上海交通大学医学院附属瑞金医院胰腺病诊疗中心自2018年起，开始了胰腺疾病科普下社区行动，受到了广大居民的欢迎和鼓励；为进一步提高大家对胰腺疾病的认识，强化对科普讲座内容的把握，弥补目前我国胰腺疾病科普专著缺乏的现状，我们结合讲座交流中收集到的各种问题及临床实践中患者的疑问，对科普内容进行了系统梳理和总结，编辑成书。

　　全书共180个科普点、219幅精美插图，涵盖了常见胰腺疾病临床诊疗中的主要疑问，每个科普点均以为文字加插图的形式展现，文字简明扼要、通俗易懂，插图精美、活泼，使全篇科普内容更为生动形象，是认识胰腺疾病的非常重要的一本参考图书。

　　全书适合居民、胰腺疾病非医者初步学习了解胰腺疾病知识使用，也适合非胰腺病专业的医护人员参考。

需要提请注意的是，胰腺疾病非常复杂，其诊疗需要大团队多学科的协同配合，具体诊疗过程严谨、细致，绝非单纯依靠部分影像学报告及检查结果可解决（虽然有时可给出初步建议）。同时，限于版面及专业的深度，本书不可能将所有临床问题一一呈现，故仅供大家科普使用，具体诊疗应至有丰富诊疗经验的医疗中心，听取专业医师的建议再定，切不可自负轻敌、生搬硬套。

最后，感谢插画师姜琳琳女士（linny.jiang828@gmail.com）帮忙设计了百余幅精美图片，为本书增色颇多。

胰腺疾病的内容非常丰富，尽管我们已尽全力，然限于水平有限，内中不妥之处难免，恳请广大读者不吝批评指正。

编　者
2019年1月3日

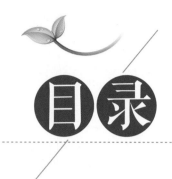

目录

下篇 治疗与护理

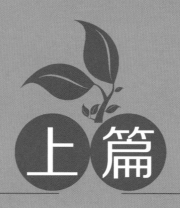

上篇

筛查与诊断

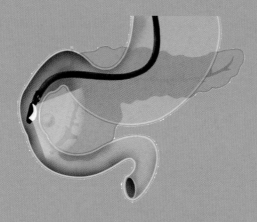

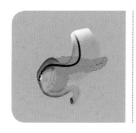

1. 胰腺是什么

胰腺是位于腹腔深处的一个狭长腺体，正常的胰腺腺体质地柔软，呈灰红色，长约15～20 cm，宽3～5 cm，厚1.5～2.5 cm，重82～117 g。

胰腺包括外分泌部和内分泌部，在人体内兼顾消化和内分泌两大角色。

外分泌部分泌胰液经胰管进入十二指肠。我们吃的大量食物，主要就是靠胰腺的外分泌部帮忙消化的。

内分泌部是散在分布于外分泌部之间的细胞团（胰岛），胰岛分泌多种激素进入血液及淋巴，主要参与调节碳水化合物的代谢，如我们说到的糖尿病，就是内分泌部方面发生了问题。

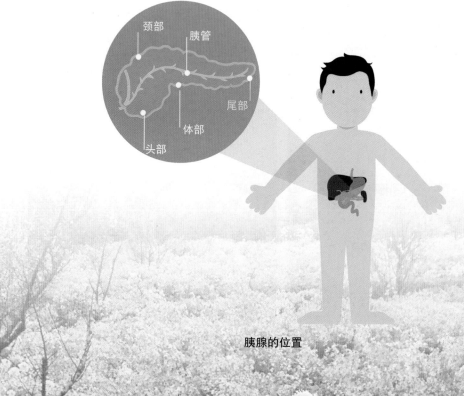

胰腺的位置

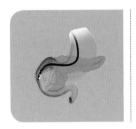

2. 胰腺在哪里，周围有哪些邻居

胰腺在腹腔内位置较深，位于腹后壁，上端约在肚脐以上10 cm，下端约在肚脐以上5 cm。胰腺是一个长而扁平的叶状器官，可以分为头、颈、体、尾四个部分。头、颈部主要位于腹部中线偏右，体、尾部主要位于腹部中线偏左。

胰腺前方被胃、横结肠和大网膜等覆盖，后方有下腔静脉、胆总管、肝门静脉和腹主动脉等重要结构，右端被十二指肠环绕，左端与脾脏相邻。

需要注意的是，由于胰腺前方大部分被胃所覆盖，当胰腺疾病轻微时，往往会被误认为是胃病而被忽略。

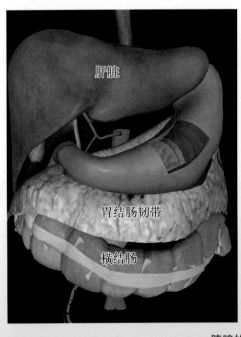
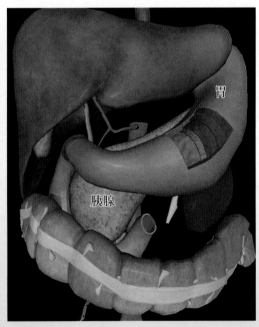

胰腺的主要邻居
（山东数字人科技股份有限公司授权使用原始3D解剖截图）

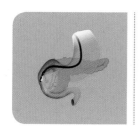

3. 胰腺是干什么的

胰腺虽小，但作用非凡。

内分泌部的胰岛分泌胰高血糖素和胰岛素，胰高血糖素升高血糖，胰岛素则是人体内唯一具有降低血糖功能的激素，它们共同参与体内血糖调节。当胰岛功能发生障碍时，人体调节血糖能力受到大小不等的损害，导致一系列健康问题。

外分泌部的腺泡细胞和泡心细胞的分泌物共同组成胰液（pH7.8～8.4），碱性的胰液中包含丰富的电解质和多种消化酶（包括碳酸氢钠、胰蛋白酶原、脂肪酶、淀粉酶等）。成人每天分泌1 500～3 000 mL胰液，经胰管排泄至十二指肠，可以中和十二指肠中的胃酸并参与消化食物中的各种营养成分。

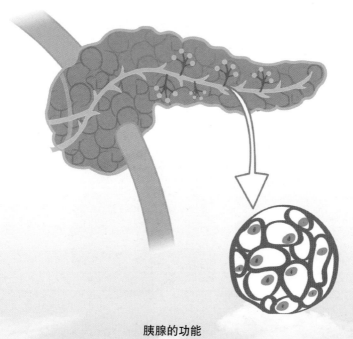

胰腺的功能

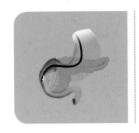

4. 胰腺疾病一般有哪些

胰腺疾病可分为以下4类，见下表：

胰腺疾病主要分类

1. 炎症/感染			急、慢性胰腺炎 胰腺脓肿
2. 胰腺肿瘤	外分泌肿瘤	良性肿瘤	浆液性囊腺瘤
			黏液性囊腺瘤
			导管内乳头状瘤
		交界性肿瘤	实性假乳头状瘤
			良性肿瘤伴不典型增生
		恶性肿瘤	胰腺导管腺癌
	内分泌肿瘤	胰腺神经内分泌肿瘤	
3. 内分泌功能低下	主要为糖尿病		
4. 先天性疾病	遗传性胰腺炎 先天胰腺畸形（如环形胰腺、胰腺分离）		

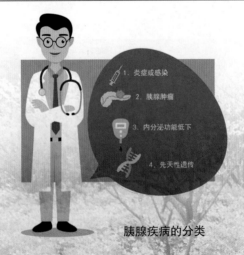

胰腺疾病的分类

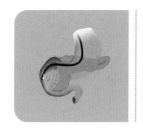

5. 为什么刚查出来的糖尿病，医生让我查胰腺呢

前面我们提到了胰腺有分泌胰岛素和帮助消化两大主要功能，作为全身唯一能够分泌胰岛素的器官，胰腺疾病势必会对血糖造成影响。

在胰腺中，未诊断的瘤样增生会导致胰岛素分泌受损，从而使血糖升高，在这种情况下，糖尿病可能是胰腺疾病的早期临床表现之一。

胰腺癌相关的糖尿病大多为新发糖尿病或糖尿病患者的平稳血糖突然发生异常，糖尿病病程小于1年者诊断为胰腺癌的可能性最高。近期发布的一项研究显示，最近发生的2型糖尿病可能是胰腺癌的早期表现，尤其是在被诊断为糖尿病的3年内。除此之外，有研究表明，以新发糖尿病或长期糖尿病突然加重作为首要症状诊断的胰腺癌，预后好于因其他症状为首发就诊的胰腺癌患者。虽然并不是所有新发糖尿病都预示着胰腺癌的到来，但对于一些突发糖尿病且无肥胖或无糖尿病家族史的患者，就需要引起我们的注意了。

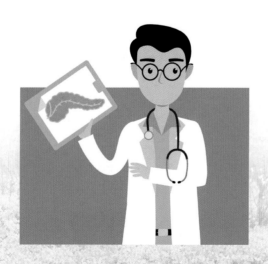

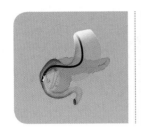

6. 我有十几年的糖尿病了，就是最近血糖有点不稳定，胰腺会有问题吗

首先看一项欧美的流行病调查数据，每100个胰腺癌患者中有60个合并有糖尿病，远高于肺癌、乳腺癌、结肠癌伴发糖尿病的比例。

糖尿病与慢性胰腺炎、胰腺癌有着紧密的关系：它既可以是慢性胰腺炎、胰腺癌或其他胰腺疾病的早期表现，也可以是胰腺疾病癌变的危险因素。

新发糖尿病胰腺癌的发生风险高，长病程糖尿病也是胰腺癌高危因素。其次还有一些良性或低度恶性肿瘤，如浆液性囊腺瘤、黏液性囊腺瘤、导管内乳头状黏液性肿瘤、实性假乳头状肿瘤等，这些肿瘤也可能导致血糖的异常，有一部分可能发生恶变，所以一旦发现还是要及早治疗或密切随访复查的。尤其当出现血糖波动比较大，出现难以控制的高血糖，或者血糖一直控制良好者出现不明原因的高血糖时，需当心胰腺疾病的发生，若能早期发现并进行手术切除，将是治疗这种疾病的绝佳机会。

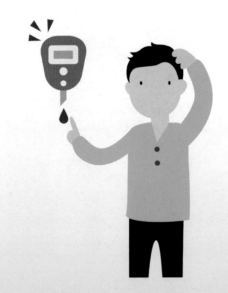

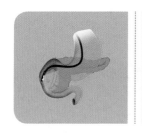

7. 不是说胰腺发病很痛吗？我平时身体很好，还经常锻炼，怎么也查出胰腺疾病了

　　胰腺疾病往往急性发作时才表现为腹痛，常见的是急性胰腺炎，多与酗酒、暴饮暴食、胆结石等有关，其他还有慢性胰腺炎急性发作、胰腺占位压迫胰管的前提下暴饮暴食或酗酒引发的急性胰腺炎等，腹痛确实很重。

　　除了上述三大疾病外，其他一些胰腺疾病比如胰腺肿瘤早期几乎没有不适，或仅有轻度上腹部非特异性症状，比如中上腹部不易定位、性质模糊的饱胀不适、隐痛或钝痛，乏力，食欲不佳，消化不良等，有些还会以腰背部的不适或隐痛的面目出现。当疾病进一步发展，各种症状包括腹痛才会随之出现。而肿瘤的发生往往与多方面因素有关，目前胰腺肿瘤的发病原因尚不清楚，可能与多种因素相关：遗传、吸烟、酗酒、慢性胰腺炎、糖尿病等。

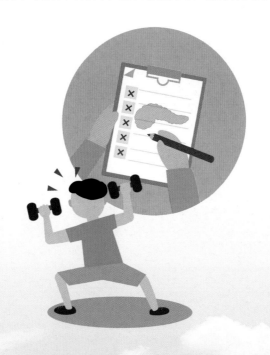

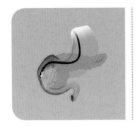

8. 哪些人容易得胰腺疾病

（1）中老年人，尤其是中老年男性。

（2）长期大量抽烟、喝酒或长期接触有害化学物质者。

（3）有10年以上2型糖尿病史的患者，或新发糖尿病，尤其是无糖尿病家族史、不肥胖者。

（4）长期高脂肪、高动物蛋白饮食。

（5）胆系疾病（胆结石、胆囊炎等）病史、胆系疾病手术史（胆囊摘除术等）。

（6）遗传因素（胰腺癌、慢性胰腺炎、遗传性非息肉性结直肠癌、家族性恶性黑色素瘤、Peutz-Jeghers综合征等家族史）。

（7）糖尿病患者，原来平稳的血糖突然出现不稳定或忽高忽低。

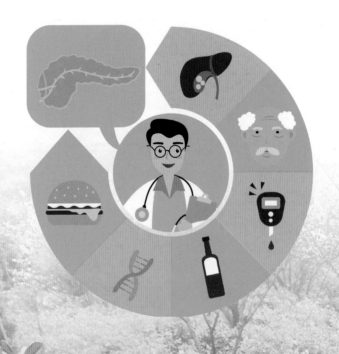

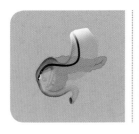

9. 吸烟不就是对肺不好吗？为什么说我的胰腺疾病与吸烟有关

　　吸烟对肺部的危害大家可能都已经了解了，烟草烟雾中包含至少69种已知致癌物，其对全身其他器官也有各种各样的危害。1964年，科学家首次提出吸烟与胰腺癌密切相关，认为吸烟者的患癌风险为不吸烟人群的1.7倍。近年来，吸烟导致胰腺癌的机制得到了进一步的阐明，通过细胞模型发现了吸烟患者的胰腺癌组织中检测出另外一些并不常见的基因突变，通过小鼠模型发现吸烟可以导致实验动物出现胰腺组织学损伤。目前，吸烟是公认的胰腺癌发生的独立危险因素之一，并且呈现剂量及时间相关性。因胰腺癌死亡的患者中，约1/4是与吸烟存在直接关系的，相对于不吸烟人群，吸烟者被诊断胰腺癌的平均年龄要提早8～15年。

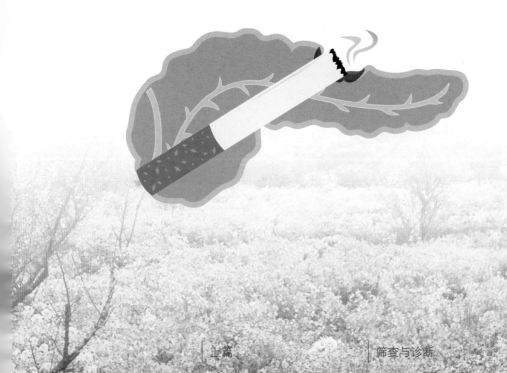

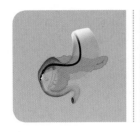

10. 饮酒伤肝我知道，怎么 也伤胰腺呢

在我国，酒精是仅次于胆石症的胰腺炎诱发因素。酗酒时，体内胃酸大量生成伴十二指肠肠壁水肿，波及十二指肠乳头后会造成胰液排出障碍，导致急性胰腺炎发作。反复的急性胰腺炎发作会导致慢性胰腺炎，出现胰腺的不可逆损伤。另外，在长期饮酒的情况下，酒精及其代谢产物也会导致胰腺内部组织成分分布异常，最终出现纤维化，使胰腺的消化及内分泌功能受损，严重时可能会引起癌变。

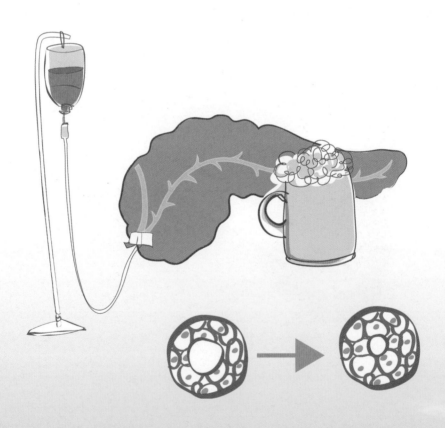

"胰"路有医

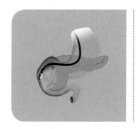

11. 知道喝酒对胰腺不好，可我喝的是米酒、啤酒、红酒啊，又不是白酒

无论是酒精浓度高的红酒、白酒，还是酒精浓度稍低的啤酒、米酒，其中都含有酒精成分。酒精不仅会损伤胰腺细胞，还会干扰胰液的排泄，进而诱发急性胰腺炎。此外，长期饮酒的人也可能会得酒精性肝病、酒精性慢性胰腺炎。更有研究表明，长期饮酒的人更容易得胰腺癌。所以，为了保护自己的胰腺，请远离各种酒或含酒精的饮料。

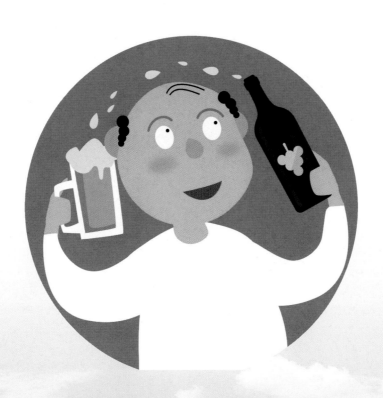

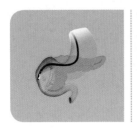

12. 胰腺病会遗传吗

胰腺炎主要与生活方式、饮食、胆结石病史等有关，其中急性复发性胰腺炎、慢性胰腺炎还与基因突变关系密切，尤其是特发性慢性胰腺炎。研究显示，50%～70%的患者有易感基因突变，而在慢性胰腺炎患者中，1%～2%为遗传性慢性胰腺炎。

对于胰腺恶性肿瘤而言，家族聚集性也非常明显。研究显示，如果家里有直系亲属得胰腺癌，那么自己得胰腺癌的概率会比那些无家族史的人要高数倍。此外，一些特殊的遗传性疾病也会导致胰腺癌，如Peutz-Jeghers综合征、家族性非典型性多发性痣样黑素瘤综合征、遗传性非息肉病性结直肠癌。总之，如果您有胰腺疾病家族史，定期随访、筛查胰腺疾病是非常必要的。

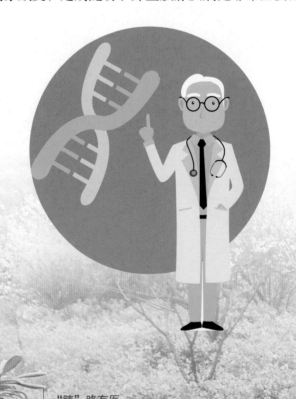

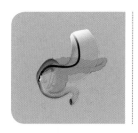

13. 我血脂高，会不会把胰腺撑大啊

　　血脂高不仅对心脑血管不好，还会引起一系列胰腺疾病，尤其是高脂血症会导致慢性胰腺炎、诱发急性胰腺炎。血脂高的朋友可要当心了，如果在进食油腻食物后出现肚子痛、恶心、呕吐、发热等症状，请及时到医院就诊。如果确诊是急性胰腺炎，那么在影像学检查上可以发现胰腺局限性或弥漫性肿大，甚至会有胰腺周围炎症，积气积液，如果发展为坏死性胰腺炎，那可就有生命危险了。同时，高血脂与胰腺癌也密切相关，所以血脂高的人平时要勤加锻炼，减重减脂，不要暴饮暴食，以避免胰腺疾病的发生。

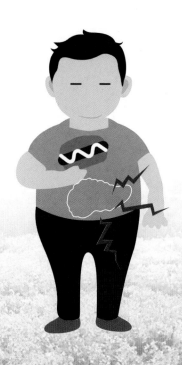

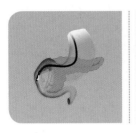

14. 有哪些因素对胰腺不好啊

除了糖尿病、酒精摄入、高脂血症、家族因素等与胰腺疾病相关外，吸烟、吸毒、胆道系统疾病、肥胖、不良的生活作息以及一些先天因素也会引起各种胰腺疾病。比如，我国急性胰腺炎的发病因素中占比例最高的就是胆道结石，胆囊以及胆管结石一旦落至胆总管下段并阻塞胰管或者胰胆管开口处，那么就会导致胆源性急性胰腺炎。此外，有研究表明，吸烟的人群相较于不吸烟的人群患胰腺癌的概率要高1.2倍。

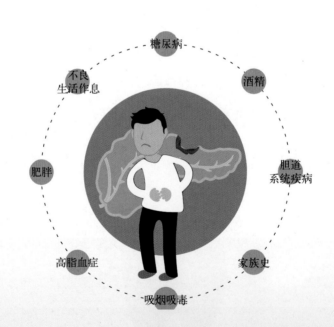

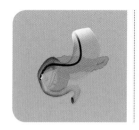

15. 胰腺疾病大多查出来就是中晚期，这是为什么呢

首先是胰腺的特殊解剖位置。位于身体的中心，部位深，周围有许多脏器、结缔组织等，胰腺头部还被十二指肠包绕、前方被胃覆盖，胰腺疾病较轻时，往往会误以为是胃病、消化不良、腰肌劳损、糖尿病等而被忽略。

其次是常规检查方法灵敏度差。在平时体检中，血淀粉酶仅仅对急性胰腺炎或慢性胰腺炎急性发作、胰腺癌压迫胰管诱发的急性胰腺炎等少数情况敏感，血清CA19-9等肿瘤学指标对早期胰腺恶性疾病敏感度较差；常规体检的腹部彩超，由于胃内气体的阻挡，难以显示轻度或早期胰腺疾病，故很难在早期发现。待到肿块增大，出现腹痛加重无法缓解、黄疸、贫血、消瘦等表现时，往往就到了中晚期。

需要强调的是，CT、磁共振和超声内镜是筛查与诊断胰腺疾病的基本方法，具体参见本书相关科普点。

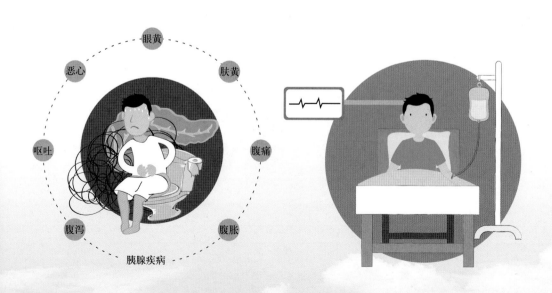

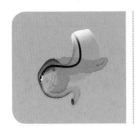

16. 胰腺疾病有早期症状吗，都有哪些症状

很遗憾，多数胰腺疾病，包括胰腺肿瘤，早期往往没有症状，少部分患者会出现上腹隐约不适、隐痛或嗳气等消化道症状，很容易被忽视或误诊为胃肠道疾病。需要注意的是，新发糖尿病或有糖尿病病史者出现血糖波动，需要高度警惕胰腺疾病。

当然，急性胰腺炎、慢性胰腺炎急性发作或者当胰腺占位压迫胰管的前提下又有暴饮暴食或酗酒、以致引发的急性胰腺炎时，可有腹痛，且有时疼痛很严重。

多数胰腺疾病早期往往无不适或仅有轻度上腹不适或嗳气等消化不良表现，中晚期可有上腹部不适、腹痛、食欲下降、体重下降、皮肤巩膜黄染、大便发白等表现。其中，最常见的症状是腹痛，其次为黄疸、消瘦等，但这些症状都不是胰腺疾病所独有的，其他疾病也可能有类似的表现，且出现时往往已经是中晚期。

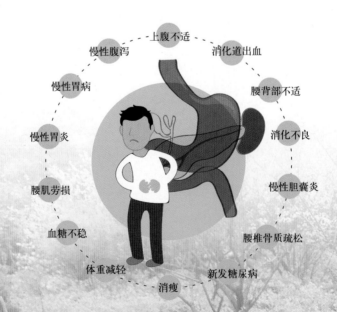

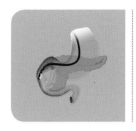

17. 不就是个胃病嘛，怎么就成了胰腺占位了

胰腺位于胃的后方，属于腹膜后器官。胰腺占位性病变种类繁多，大致可分为肿瘤型、炎症型、异位组织型。因胰腺占位性病变多数体积较小且无明显特异性，往往不易鉴别诊断，需要辅以影像学检查。胰腺占位性病变以肿瘤型居多，其中以胰腺导管腺癌（胰腺癌）较为常见。

胰腺占位早期多无特殊临床表现，小部分患者可有不明原因的上腹部不适、嗳气、饱胀、疼痛、食欲不振、恶心、呕吐、便秘、腹泻或消瘦等。与胃病或慢性胆囊炎等临床表现相似，因此患者容易误认为胃病，未予重视，进而令病情进一步加重，直至出现梗阻性黄疸，上腹、腰背疼痛加剧难以忍受，腹部包块，脂肪泻，消化道出血等临床表现，进一步就诊后才发现是胰腺上的占位性病变。

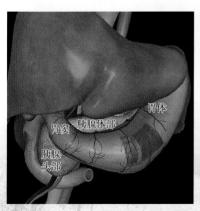
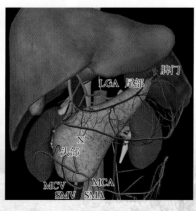
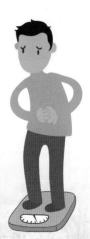

（山东数字人科技股份有限公司授权使用原始3D解剖截图）

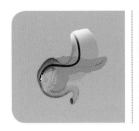

18. 不是腰肌劳损、腰椎病吗，怎么就成了胰腺占位了

这也与胰腺的特殊解剖位置有关：胰腺位于身体的最深处、最中央，后方就是腰椎及腰大肌的前方，若胰腺的病灶靠近后面或向后侵犯时，尤其是早期症状轻微的时候，很容易与常见的腰肌劳损、腰椎病、骨质疏松等疾病混淆。

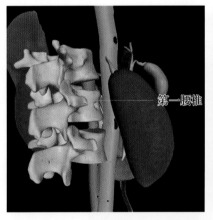
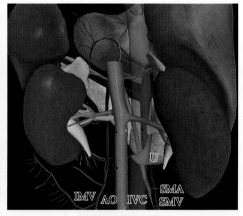

（山东数字人科技股份有限公司授权使用原始3D解剖截图）

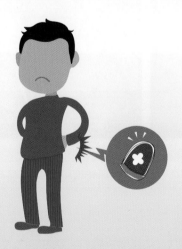

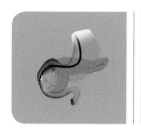

19. CA19-9高，就是胰腺癌了吗

在回答这一问题之前，我们有必要对CA19-9进行一些简单的了解。CA19-9是人类Lewis血型系统的一种被唾液酸化修饰的Lewis a半抗原，出现于Lewis血型抗原阳性人群（占95%～97%）。其分子结构是5个糖单位组成的糖脂，相对分子质量脂质部分约为3.6万，黏蛋白部分约为100万。识别抗原表位的单克隆抗体为1116-NS 19-9。CA19-9分布于胎儿的小肠、结肠、胰腺、脾、胃及肝细胞中。成人的胃肠道器官、唾液腺上皮和肺组织中亦可检出，但浓度极低。在含黏蛋白的体液（如唾液、精液、胃液、尿液、羊水，以及胰腺、胆囊和十二指肠的分泌物等）中，CA19-9的含量极高，故临床上常以患者血清或血浆作为检测标本，其血清正常值<37 U/mL。

CA19-9是目前国际上唯一认可的可用于监测胰腺癌进展以及评价治疗效果的生物标志物。尽管如此，大量的研究结果表明，其对原位癌阶段的胰腺癌基本无意义，对微小胰腺癌或小胰腺癌阶段的胰腺癌敏感度在10%～20%或以下，对中晚期胰腺癌诊断的敏感性（69%～98%）与特异性（46%～98%）稍高，故只能算是差强人意，而且在某些胰腺以外器官肿瘤、消化系统的良性病变和（或）炎症的患者中，也可出现CA19-9水平的升高。

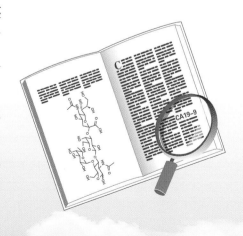

至此，我们可以明确，仅仅凭借"血清CA19-9升高"一项临床证据，实际上无法做出任何明确诊断，包括胰腺癌。其血清水平的高低也不能作为是否存在肿瘤的绝对证据。

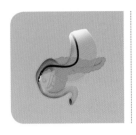

20. CA19-9不高，就不是癌了吧

事实上，一小部分确诊胰腺癌的患者，其血清CA19-9水平并未有明显的升高。究其原因，可以从以下几个方面来解释：

（1）如前文所述，CA19-9是Lewis a血型抗原的一部分，某些人种（群）拥有Lewis a-/b-基因型而不表达CA19-9，因此这些患者即使发生胰腺癌，CA19-9水平也不会出现增高，产生假阴性。流行病学调查发现，Lewis a-/b-基因型可占白种高加索人群的5%～10%，中国人群的比例报道较少。

（2）细胞表面封闭：细胞膜是细胞表面的主体结构，与质膜外侧的细胞外被与质膜内侧的胞质溶胶共同组成细胞表面，其主要功能之一是负责细胞内外的物质和能量交换。当细胞表面寡糖链相互接触导致细胞表面被封闭时，CA19-9抗原就不能向外分泌到血液中去，从而无法在血清中检测到CA19-9升高。

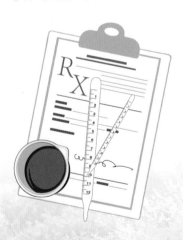

（3）体内某些抗体与CA19-9发生抗原—抗体反应形成免疫复合物，消耗了部分游离的CA19-9抗原。

（4）某些胰腺癌组织本身血液循环较差，肿瘤细胞产生的CA19-9无法进入外周血中。

当然，临床血液标本的采集、储存和检测误差也会一定程度上影响CA19-9的测定结果。

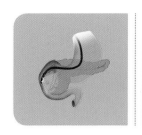

21. 除了胰腺疾病，还有哪些疾病会引起CA19-9升高

在胆管细胞癌、肝细胞癌、胃癌、结肠癌、食管癌，甚至肺癌、乳腺癌或妇科肿瘤等其他非消化系统器官组织的原发肿瘤中，也有部分患者CA19-9会升高，但诊断敏感性依次降低。此外，在消化系统的良性病变和（或）炎症如囊性纤维化、肝硬化、暴发性肝功能衰竭、急慢性胰腺炎、急性胆管炎等也会引起CA19-9假阳性的出现。由于CA19-9可能由肝脏代谢并经胆汁排泄，因此肝功能不全或胆道梗阻时也会导致血清CA19-9水平的升高，而且往往呈现一过性的特征。

因此，若出现CA19-9升高，切勿惊慌失措，当然，及时到有经验的大型综合医疗中心检查是非常必要的；若无阳性发现，密切的随访复查（高危人群可一个月甚至时间更短）切勿忘记。

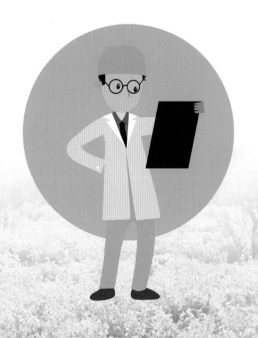

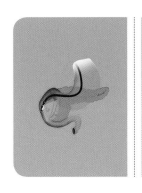

22. 不是说胰腺疾病查CA19-9就行了吗，为什么医生还要给我查AFP、CA125、CEA等这些指标

除了前文中提到的CA19-9敏感性和特异性有限、存在Lewis基因缺失患者之外，有研究发现，在可行根治性手术切除的胰腺癌患者中，仅有65%表现为血清CA19-9水平升高，可见要想依靠CA19-9单一生物标志物对胰腺癌进行检查还面临诸多问题。因此，对诊断结果的判断还应结合临床特征及其他化验检查结果。

AFP、CA125、CEA、CA72-4等均是临床常用的消化道肿瘤标志物，联合检测并动态观察其变化能够提高诊断灵敏度和准确性，有助于：① 肿瘤早期诊断；② 在缺乏明确病理诊断时对肿瘤性质做出提示；③ 对试验性治疗提供参考依据；④ 疗效与预后评判。

实际上，近年来随着分子生物学和生物信息学的迅猛发展，一些全新的胰腺癌循环肿瘤标志物不断被发现并报道，包括代谢相关分子、游离DNA、非编码RNA以及外泌体等。相信今后"肿瘤标记物学"这一新兴学科定会取得更加长足的发展，为胰腺癌的早期诊断和肿瘤状态追踪提供更有力、更精确的手段。

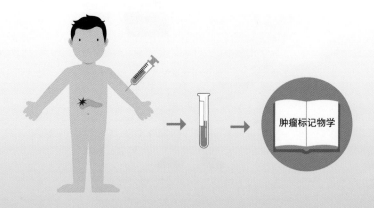

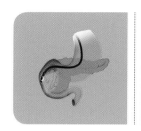

23. 医生，我想查一下淀粉酶，看看胰腺有没有问题

人体内的淀粉酶（amylase，AMY）实际上即 α–淀粉酶，它是一种重要的淀粉水解酶，对食物中多糖化合物的消化起重要作用。其作用机制是从淀粉分子的内部随机切开 α–1，4糖苷键，生成糊精和还原糖，故又被称为淀粉内切酶。血清淀粉酶主要由胰腺（胰腺型淀粉同工酶，P–AMY）和唾液腺（唾液型淀粉同工酶，S–AMY）分泌，亦可见于卵巢、睾丸、肺、心脏、脂肪、汗腺、乳腺、甲状腺、肝脏等其他组织，但含量较少。当上述组织发生损伤时淀粉酶释放入血循环，使得血清中相应的同工酶浓度升高。

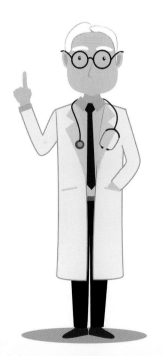

胰腺是人体内十分重要的消化器官，分泌的胰液内含有丰富的胰淀粉酶、胰脂肪酶、胰蛋白酶，经十二指肠乳头进入小肠后对食物的消化吸收意义重大。当胰腺组织发生炎症或损伤时，如急性胰腺炎、慢性胰腺炎、胰腺肿瘤或占位压迫胰管引起胰管梗阻或胰液排出不畅，胰淀粉酶可进入外周血并经尿液排出体外，使得血清中和尿液中的淀粉酶水平升高。

由此可见，血清的淀粉酶主要对胰腺急性炎症时的诊断有意义，作为一般体检项目检查胰腺，基本无意义。

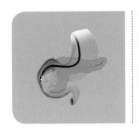

24. 血淀粉酶高就是医学疾病了吗

血清淀粉酶升高并不是胰腺炎等胰腺疾病诊断的特有依据，除了急性胰腺炎以外，慢性胰腺炎急性发作、胰腺癌压迫胰管时的暴饮暴食或酗酒，都可引发血清淀粉酶急速升高。

另外，还有多种原因可以导致血清淀粉酶升高：① 某些与胰腺炎临床表现相似的急腹症，如肠梗阻、肠系膜血栓、胃十二指肠溃疡穿孔、阑尾炎、急性胆囊炎或胆石症、异位妊娠等；② 恶性肿瘤：卵巢肿瘤、肺癌、多发性骨髓瘤等血液系统肿瘤，在胃癌、乳腺癌中亦有报道；③ 腮腺疾病：腮腺炎、腮腺肿瘤；④ 巨淀粉酶血症：病理机制是患者血中的淀粉酶与大分子物质形成的复合物无法经肾小球滤过，在血中含量增高。临床特点是不同程度的腹痛伴血淀粉酶升高，但尿淀粉酶正常或降低。慢性病程，持续时间数月至数年，多可自行消失；⑤ 继发于其他疾病：如急慢性肾衰、糖尿病酮症、肺炎、腹部手术后、心脏手术后；⑥ 使用药物：服用吗啡、可待因、甲硝唑等以及静脉注射肾上腺皮质激素（如氢化可的松、地塞米松）等；⑦ 家族性高淀粉酶血症。

因此，出现血淀粉酶化验指标增高时，我们推荐按照下列的临床分析思路逐一进行排除诊断，如无阳性发现，可定期动态复查血淀粉酶指标变化情况。

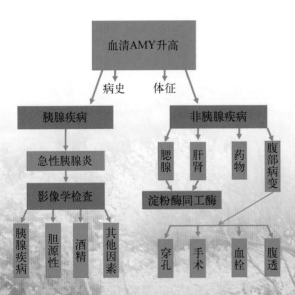

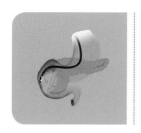

25. 腹部超声为什么对胰腺疾病不敏感啊

超声波对空气是非常难以穿透的，而在正常状态下，胰腺前方的胃和十二指肠内都有较多气体，这些气体对超声波而言，就像是一堵墙，阻挡着信息的显示。所以当胰腺疾病轻微时，病灶是无法显示出来；只有当病灶较大、病情较明显时，才能在超声下显示出来，而且，往往只是显示出来个大概。

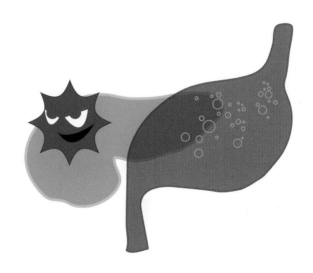

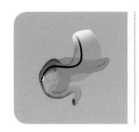

26. CT平扫和CT增强有什么区别，磁共振平扫和增强有什么区别呢

　　CT(Computed Tomography)中文名叫电子计算机断层扫描，现在已是临床不可或缺的检查手段。CT能够提供非常多的诊断信息，常用的CT包括平扫和增强两种，两者最主要区别，就是增强CT需要注射水溶性有机碘剂等造影剂，血中碘浓度增高后，正常脏器与病变脏器间浓度发生差异，使得病灶更加清楚，尤其是病灶密度与周围正常组织密度非常相似时，更要依靠增强CT来显示病灶；同时，增强CT可以更方便观察病灶周围的血管情况，有利于更准确地制定治疗方案。

　　磁共振平扫和增强的区别与上述类似，但注射的造影剂为含钆的顺磁性物质，可使组织T1时间缩短、信号增强，由于不同组织及病灶吸收钆的量不同，信号增强的程度自然就有差异，显示的病灶就更为清晰；当然，具体过程十分复杂，需要有经验的大型综合医院或中心才能更好完成。

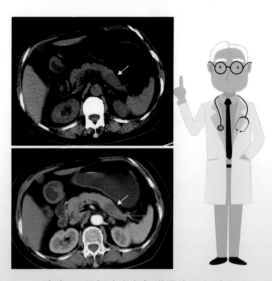

胰腺CT平扫（上）与增强（下）对比

"胰"路有医

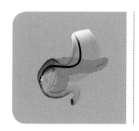

27. 刚刚做了上腹平扫CT，又要做胰腺增强CT，辐射太厉害了吧

　　无论增强CT还是CT平扫从本质上说是一种X线检查。随着人们防辐射的意识加强，患者每次接受检查时，免不了会担心辐射的伤害。那么一次CT的辐射到底有多大呢？

　　CT作为一种X线放射源，在给临床带来益处的同时，也不可避免地对患者及CT工作者带来辐射危害。根据1982年联合国原子辐射效应科学委员会的统计，平均每人每年受到的各种天然及人工辐射主要剂量包括：天然辐射90毫雷姆、医疗用X线诊断20毫雷姆，其他辐射(包括彩色电视、夜光表、喷气式飞机高空飞行受到的宇宙线)大约10毫雷姆。由此可以看出，全世界人均每年受到的辐射剂量，以天然辐射最大，医用的辐射占其次，两者加在一起的总量并未达到致病的剂量。

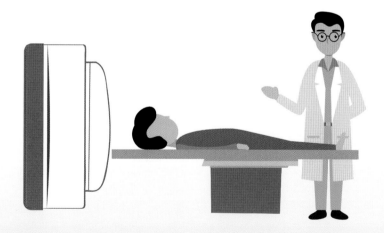

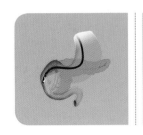

28. 增强CT说没问题就是没问题了吗

    增强CT是诊断和术前评估胰腺肿瘤最常用、最有效的检查手段之一，除了可以清楚地反映出肿瘤的形态、大小、质地、包膜及肿瘤的内部情况外，增强CT还可以反映出肿瘤的血供以及肿瘤与周围血管的关系。但不是说增强CT说没问题就一定没问题了，有研究显示，对小于2.5 cm的胰腺肿块，CT漏诊率达47%，所以对一些胰腺疾病高风险患者，必要时还需要依靠磁共振、超声内镜、核医学等其他检查一起来综合评估。

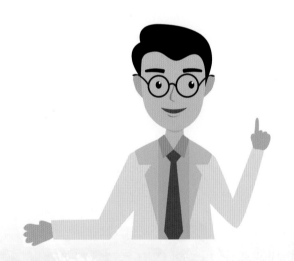

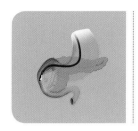

29. CT增强和磁共振增强哪个好呀，怀疑胰腺有问题为啥又做CT又做磁共振呢

　　医生有时候除了建议患者做增强CT，还会建议患者做增强磁共振（MR）检查，那么CT增强和MR增强哪个好呀？这个问题就好比是问医生，人的左手和右手哪个更好。只能说MR与CT都是检查胰腺肿瘤的好方法，不存在孰优孰劣。

　　从专业角度而言，CT在钙化、血管显示方面更加清晰，MR对肿块（包括内部结构成分）以及与胆管胰管关系方面优势明显；在淋巴结显示方面，两者平分秋色，CT空间分辨率好，MR胜在功能成像。

　　胰腺疾病的诊疗复杂而又精密，过程中需要注意很多细节，单一的影像学检查往往不能胜任，可以说越精准的影像学评估，带给患者的收益越大。并且经常还要配合使用，就像人的两只手要相互配合。

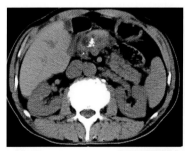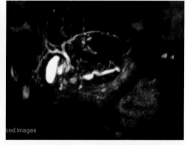

胰头高密度灶、低密度灶伴胰管扩张；术后病理：IPMN，胰管结石

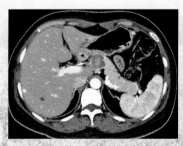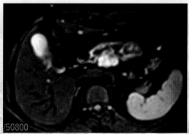

浆液性微囊腺瘤

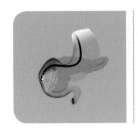

30. 胰腺PET-CT、PET-MR 都做了，没问题，胰腺一 定没有问题了吧

不是的。

PET-CT的准确率在90%以上，尚无法避免出现假阴性。18F-FDG最常用于PET-CT的显像，但在一些分化程度较高、恶性程度较低或生长缓慢的肿瘤中，18F-FDG摄取与正常组织无异。少数肿瘤亦可出现FDG不摄取或摄取较差，或在肿瘤体积较小时，容易造成18F-FDG摄取不明显。若患者血糖较高，会对18F-FDG的摄取产生竞争性抑制。因此检查前应禁食4小时以上，并检测血糖浓度，检查前2小时禁止剧烈活动，显像前应完全休息半小时，且确保患者在检查舱的检查过程中保持安静平卧，以免影响显像结果。

与PET-CT相比，PET-MR在肿瘤的诊断更具优势，但PET-MR检查时间较长（1～2小时），患者需有较高的配合度，以免造成显像的误差。且PET-MR仍处于起步阶段，诊断准确性仍需进一步检验证明，亦受上述PET-CT的相关影响因素的影响，从而产生假阴性。

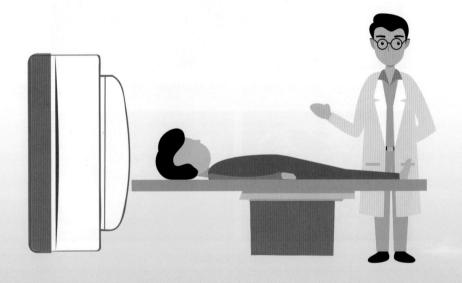

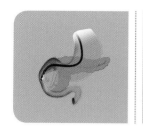

31. 超声胃镜，不就是胃镜吗

超声内镜（Endoscopic ultrasound，EUS）其实就是一种把内镜和超声相结合的消化道检查方法。以常用的超声胃镜为例，当进入胃及十二指肠后，由于避开了空气的阻隔、紧贴胃壁，所以通过这样的方式就可以近距离地观察胰腺及其周围的胆管、胆囊、肝脏、血管、淋巴结等，当然，更可以观察胃肠等脏器层次结构，获取更多的病灶信息。

那么怎样把超声探头伸到胃里呢？就是通过胃镜这种内镜操作。我们将高频超声探头固定在胃镜的前端，通过胃镜将超声探头伸到胃里（所以超声内镜的检查过程，对患者而

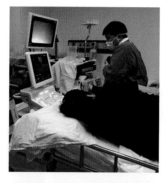

对患者而言，就像是做胃镜

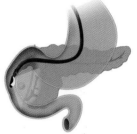

超声内镜头端可发射超声波

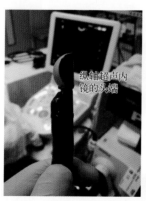

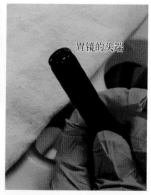

超声内镜头端（左侧）与胃镜头端（右侧）的对比

言，就像是做胃镜），然后就可以用超声观察胰腺啦。因此，超声内镜通俗地讲就是内镜下的超声检查，这种近距离对胰腺的超声检查与CT或者磁共振相比，能更清楚地观察到和评估一些胰腺的微小病灶及病灶的细微改变和特征，在临床上的应用已越来越多。

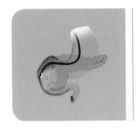

32. 超声内镜能做什么啊，CT和磁共振都做了，为什么还要做超声内镜呢

超声内镜是将高频超声探头固定在胃镜的前端，通过胃镜将超声探头伸到胃里，与胰腺、胆道及周围血管之间仅隔一层胃壁或十二指肠肠壁，几乎是将超声探头紧贴在胰腺表面观察，故对病灶细节的显示非常强大。对于一些胰腺囊性病灶的鉴别诊断或是对于胰腺导管内早期小病灶的诊断，超声内镜都明显优于CT和磁共振。所以说如果患者有相关的临床症状或风险因素，即使CT和磁共振都做了，有时也需要超声内镜来进一步评估。

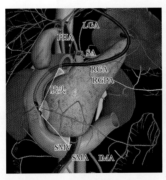
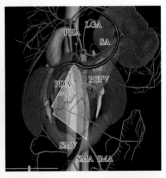

超声内镜几乎是贴着胰腺在观察（探头在十二指肠乳头处，右侧为将胰腺进行了透明化处理）
（山东数字人科技股份有限公司授权使用原始3D解剖截图；绘图卢水蓉　上海市东方医院消化科）

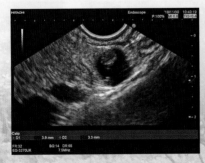
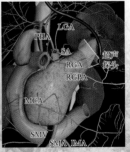

胰腺尾部1 cm大小囊肿，囊肿内3.3 mm壁结节在纵轴高清超声内镜下清晰可见
（山东数字人科技股份有限公司授权使用原始3D解剖截图）

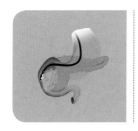

33. 超声内镜细针穿刺是什么呢

超声内镜细针穿刺包括多种穿刺方式，如超声内镜引导下细针吸取细胞学检查(endoscopic ultrasonography guided fine-needle aspiration，EUS-FNA)、超声内镜引导下细针穿刺活检术（endoscopic ultrasonography guided fine-needle biopsy，EUS-FNB）或超声内镜引导下切割针活检（endoscopic ultrasonography guided trucut needle biopsy，EUS-TNB）等，在超声内镜引导下，通过穿刺针获取胰腺等目标组织的细胞及组织标本进行细胞学、病理学诊断。

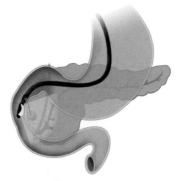

超声内镜细针穿刺与目标病灶距离近，且避开了重要血管的阻碍及干扰，可多部位、不同角度进行穿刺，副作用小、精确性高。进一步提高了超声内镜在疾病诊疗中的准确性，对临床个性化有针对性治疗方案的制定，具有非常重要的意义。

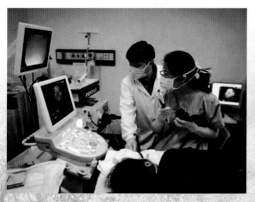

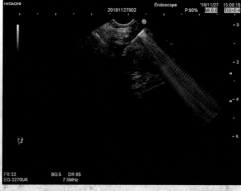

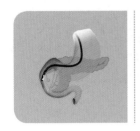

34. CT发现胰腺低密度灶是怎么回事啊

　　胰腺占位在CT上一般都表现为低密度病灶，但无论是恶性还是良性的病灶都会表现为低密度灶，根据密度降低的程度可以初步判断是囊性病灶、实性病灶还是囊实性病灶。所以说低密度灶不一定是胰腺癌，也可能是胰腺良性肿瘤，或者脂肪胰。为明确该低密度灶的性质，临床上往往需要进一步详细检查。

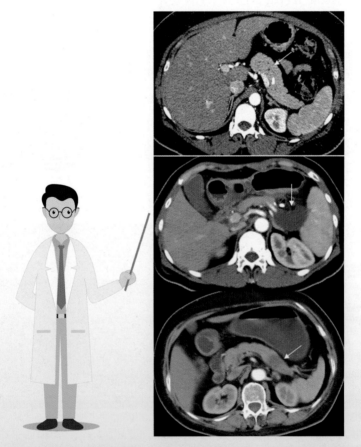

胰腺低密度灶：轻度脂肪胰（上）、浆液性囊腺瘤（中）、胰尾癌（下）

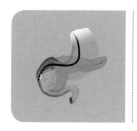

35. 胰腺占位就是癌吗

胰腺占位指的就是影像学检查发现胰腺上有个病灶，恶性的病灶常常是大家所说的癌，而良性的病灶就是胰腺良性肿瘤。当然，通过影像学检查就能大致判断出胰腺占位的性质，如果CT或磁共振等影像学检查不能明确胰腺占位的性质，则可能还需要行超声内镜等进一步检查。

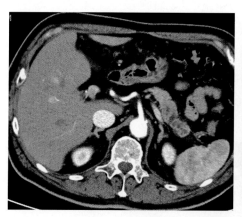
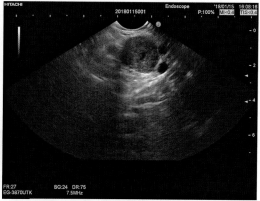

胰腺尾部占位伴胰管扩张；术后病理：胰腺导管腺癌

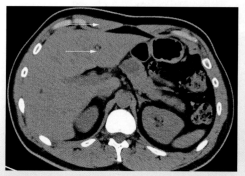
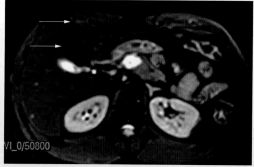

胰腺颈部占位，浆液性微囊腺瘤

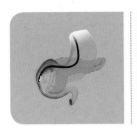

36. 胰腺上皮内瘤变是什么意思，就是癌了吧

　　胰腺上皮内瘤变(pancreatic intraepithelial neoplasia，PanIN)可发源于胰管的任何部位，为胰腺导管上皮细胞出现的扁平或乳头状增生性改变，常伴胰腺纤维化及胰管改变，有时超声内镜或胰腺磁共振可甄别出。

　　胰腺上皮内瘤变分为三类：PanIN-1A、PanIN-1B，PanIN-2和PanIN-3；其中PanIN-1A和PanIN-1B为低级别，胰管上皮细胞发生了增殖性改变；PanIN-3为高级别PanIN，又称原位癌，组织病理切片上可见严重的结构和细胞核异常，不过，基底层未被破坏，为疾病侵袭的前奏；PanIN-2处于上述两者之间，即细胞结构和细胞核业已发生了中度异常。需要注意的是，自PanIN-1A至PanIN-3的病程进展中，胰腺癌相关的基因突变是逐渐累积、增多的。

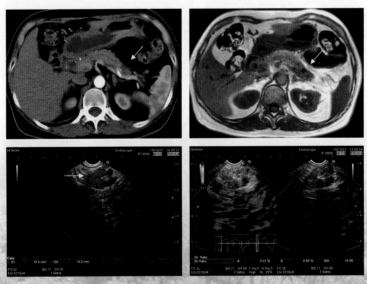

王某某，女，64岁，发现胰腺尾部占位一年，主诉为偶有左上腹腹痛不适，4年前行胆囊切除术，CA19-9等肿瘤学指标正常，行胰腺体尾部切除术；术后病理：慢性胰腺炎伴假性囊肿形成，胰管扩张伴结石形成，胰腺上皮内瘤变2级

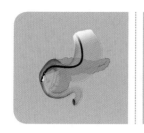

37. 胰腺囊性占位是什么意思，就是癌了吧

胰腺囊性占位指的是胰腺的囊性肿瘤，这种肿瘤有一层包膜，包膜内一般都是液性的内容物。

胰腺囊性占位在临床中常见的有浆液性囊腺瘤(SCN)、黏液性囊腺瘤(MCN)、导管内乳头状黏液性肿瘤(IPMN)以及胰腺假性囊肿(PPC)等。胰腺浆液性囊腺瘤(SCN)以良性为多见，若肿瘤的直径不超过3 cm，在患者无明显主诉症状，且组织活检排除恶性肿瘤的前提下，可以先选择暂时不予手术、严密观察随访。胰腺黏液性囊腺瘤(MCN)是公认的癌前病变，早期手术切除是达到根治改善预后的关键。导管内乳头状黏液性肿瘤(IPMN)也具有潜在恶性的特征，应根据实际情况进行积极的手术切除或密切随访复查。胰腺假性囊肿(PPC)常继发于胰腺炎，胰腺术后，属于良性病变。较小的假性囊肿可以自行吸收，对于较大者可以采取手术切除、引流等方法。

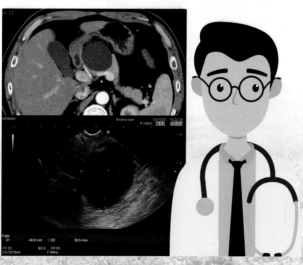

胰头囊性占位，浆液性囊腺瘤

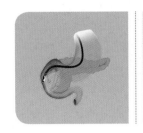

38. 胰腺囊实性占位什么意思，就是癌了吧

胰腺囊实性占位是临床常见的胰腺占位性病变，最为常见的种类包括慢性胰腺炎合并胰腺假性囊肿、浆液性和黏液性囊腺瘤及囊腺癌、胰腺实质性肿瘤（胰腺导管腺癌、胰腺神经内分泌肿瘤、胰腺实性假乳头状肿瘤等）合并出血、坏死、囊变等。影像学通常表现为密度不均，可有多房的肿块。对于该类疾病，超声内镜、增强磁共振和CT检查是常用的诊断方法。

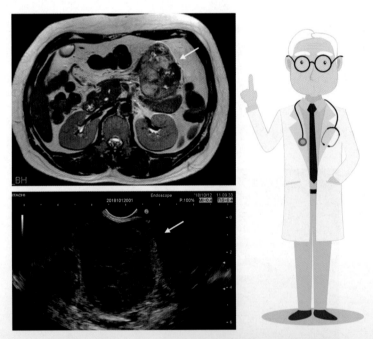

胰腺尾部囊实性占位；术后病理：胰腺实性假乳头状瘤

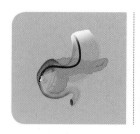

39. 胰腺实性占位是什么意思，就是癌了吧

相对于胰腺囊性占位，胰腺实性占位的内部基本没有液体，更多的是非液性成分。胰腺实性占位不等于是胰腺癌，虽然实性占位是恶性肿瘤的可能性很大，我们最常说的胰腺癌就是实性占位，另外一种常见的实性占位叫做实性假乳头瘤，是一种低度恶性的肿瘤，常见于年轻女性，虽然预后较好，但肿瘤有向周围组织浸润的倾向，必须早期手术切除。所以如果发现有胰腺实性占位一定要尽早就医，评估病情，早期接受相应治疗。

胰腺实性占位按照病理分类主要可以分为肿瘤性、炎症性两大类。其中肿瘤性实性占位主要包括胰腺导管腺癌、胰腺转移癌、胰腺实性假乳头状瘤（SP）、胰腺神经内分泌肿瘤（PNET）等。炎症性实性占位主要包括肿块型慢性胰腺炎（MFP）、胰腺结核等。世界卫生组织关于胰腺肿瘤分类中，胰腺良恶性肿瘤就有几十种之分，因此，胰腺实性占位只有一部分才是恶性肿瘤（例如胰腺导管腺癌、胰腺转移癌等），具体诊断要结合病史、影像学、血液学、病理学检查（金标准）等综合评估。

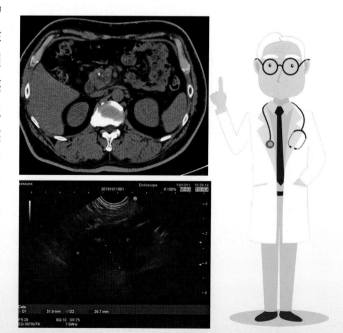

胰头实性占位伴钙化；术后病理：慢性胰腺炎

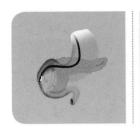

40. 怎么样才能早期发现胰腺疾病啊

因胰腺处于较隐匿的解剖学位置，周围被十二指肠等器官环绕，毗邻复杂，除急性胰腺炎和部分位于十二指肠乳头附近的病变引起胆胰管梗阻症状外，胰腺疾病多起病隐匿，早期缺乏典型的临床症状。胰腺疾病的早期诊断，多依赖于对高危人群（参见相关科普点）的影像学检查。根据《NCCN胰腺癌临床实践指南（2018版）》，目前多层螺旋CT"胰腺薄层双期增强扫描+多平面重建"已成为胰腺疾病诊断的首选。MRI平扫+增强扫描通常用于较大的病变，而MRCP多用胆胰管检查。超声内镜EUS则作为胰腺疾病侵入性检查的首选，具有高敏感度、高特异性。

需要注意的是，对有些高风险人群，密切随访复查，尤其是纵轴高清超声内镜复查是非常重要的。因为，胰腺疾病早期，病灶往往非常微小，增强CT、增强磁共振有时也往往无法显示。

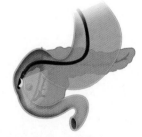

纵轴高清超声内镜，细节显示独具优势

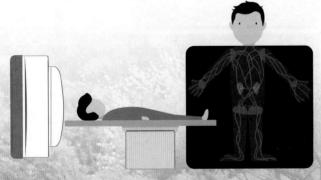

增强CT及增强磁共振检查为胰腺疾病诊断首选

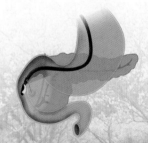

纵轴高清超声内镜引导下的穿刺，获取病灶的细胞学及病理学证据

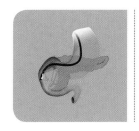

41. 哪些人群需要警惕胰腺疾病啊，或者说胰腺疾病的高危人群有哪些

（1）胰腺疾病家族史者，无疑是胰腺疾病的高危人群。另外，遗传性胰腺炎、家族性非典型多痣黑素瘤、PJ综合征、遗传性非息肉病性大肠癌、家族性腺瘤性息肉病、家族性乳腺癌、囊性纤维化等人群，胰腺癌发生风险明显上升。

（2）在非遗传性疾病胰腺疾病高危人群中，烟酒嗜好、高脂饮食和体重指数（BMI）超标是胰腺疾病的主要危险因素。

（3）另外，如下人群也应高度警惕：

有急性或慢性胰腺炎病史；

糖耐量异常、新发糖尿病、糖尿病患者的血糖突然波动、控制不平稳或加重；

肿瘤标志物升高：CA199、CA50、CA242或CA724等；

上腹部或背部不适或隐痛不适；

黄疸、消瘦、脂肪泻或腹泻等；

腹部超声、CT、磁共振等发现胰腺病变或可疑胰腺病变，如胰管扩张、胰腺饱满、密度异常等；

影像学检查提示胰腺囊性肿瘤但未进行手术治疗者：导管内乳头状囊腺瘤、黏液性囊腺瘤、浆液性囊腺瘤、实性假乳头状瘤等。

对上述人群，应有计划地定期进行有效体检，有助于胰腺疾病的早发现、早诊断、早治疗，提高治疗效果。

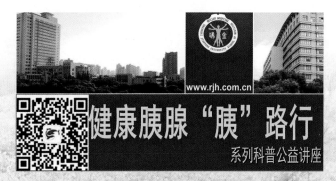

上海交通大学医学院附属瑞金医院胰腺病诊疗中心

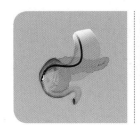

42. 医师，你帮忙看一下报告吧，到底是什么病啊，片子我没有带

这是让专业医师非常头疼的地方。

许多患者或患者的亲朋，出于各种原因，往往只带着既往的诊断报告即前来就诊，或者只带着化验单而患者未到，或者什么资料也不带，只是根据别人的意见或诉求过来"咨询"一下。

就胰腺疾病而言，专业性太强，许多疾病细节，需要专业医师从影像读片中获取，仅仅靠影像报告是远远不够的；当然，可给出一点参考建议，但也只是初步的。另外，患者到场由医师细致地问询病史，是非常重要的。

需要强调的是，正由于胰腺疾病的专业性太强，由于各家医院的医疗水平的不同及对胰腺疾病认识的差异较大，有些医师对一些胰腺的细小改变，有时并不能甄别出来，或者无法认知一些胰腺疾病前期发生的细小改变，导致报告中并不能体现出这些细节。若接诊医师仅凭报告就做出结论，非常容易被误导。

老话讲："磨刀不误砍柴工，慢工出细活"，是非常有道理的，需要谨记。

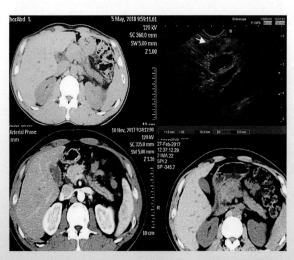

顾某某，男，51岁，上腹及右上腹时有隐痛不适16个月，2018年5月16日来诊，10天前外院CT平扫诊断慢性胰腺炎。读片后推翻该诊断，予以超声内镜检查，见胰腺体部一大小约10.3×11.0低密度病灶，行胰体尾+脾脏切除术；术后病理：胰腺导管腺癌。住院期间读取外院影像资料，半年前（2017年11月10日）上腹部增强CT见体部小片状低强化灶，胰管扩张，胰腺体尾部萎缩，胰头相对肿大，诊断为慢性胰腺炎；15个月前（2017年2月27日）胰腺体尾部已有萎缩，胰头相对肿大，两者比例并不匹配，外院报告却未见异常。即：该病例15个月前即有胰腺癌征象了

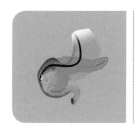

43. 什么是ERCP，ERCP安全吗

ERCP即经内镜逆行胰胆管造影（Endoscopic Retrograde Cholangio-Pancreatography），指将十二指肠镜插至十二指肠降部，找到十二指肠乳头，由活检管道内插入造影导管至乳头开口部，注入造影剂后X线摄片，以显示胰胆管的技术。ERCP是早年显示胆管、胰管起源的肿瘤、炎症、结石的主要诊断技术，现已经被灵敏度更高的MRCP和EUS取代其诊断作用。ERCP目前作为一种主要治疗手段而存在，安全性较高，但也有并发症的发生风险，它的安全是相对的。胰腺炎是ERCP术后最常见的并发症，诊断性ERCP和治疗性ERCP术后胰腺炎发生率分别为0.4%～1.5%和1.6%～5.5%，其他少见并发症包括出血、穿孔、感染等，个别情况下会发生死亡。

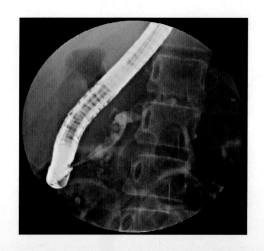

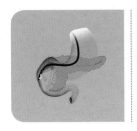

44. 哪些胰腺疾病需要ERCP治疗

胆总管结石造成的胆源性胰腺炎，胰腺癌（主要是胰头部肿瘤）引起的梗阻性黄疸，胰管结石或狭窄引起的慢性胰腺炎，胰腺导管内乳头状黏液肿瘤(IPMN)以及胰腺假性囊肿（与主胰管相通，＞4～6 cm者）等，往往都需要ERCP治疗，通过ERCP经胆道或胰管内支架置放术及鼻胆管引流术，从而有效引流胆汁或胰液、降低胆管或胰管内压力，以改善患者的生存质量。

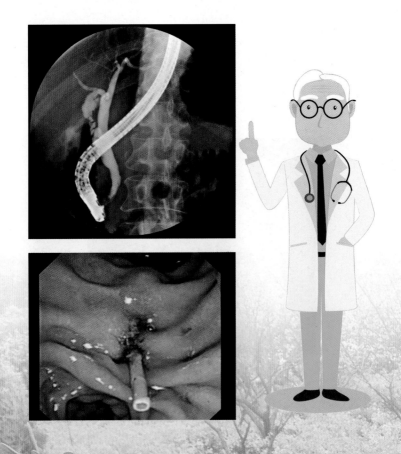

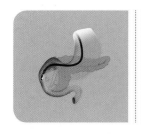

45. 什么是PTCD，是用来做什么的

PTCD，即经皮肝穿刺胆道引流（percutaneous transhepatic cholangial drainage，PTCD），是在X线或B超引导下，利用特制的穿刺针经皮穿入肝内胆管，再将造影剂直接注入胆道而使肝内外胆管迅速显影，同时通过造影管行胆道引流的方法。在临床诊治中，PTCD胆道金属支架置入术可有效改善中晚期胰腺癌合并梗阻性黄疸患者的胆道梗阻，减轻黄疸、改善患者相关指标，为下一步治疗创造条件。

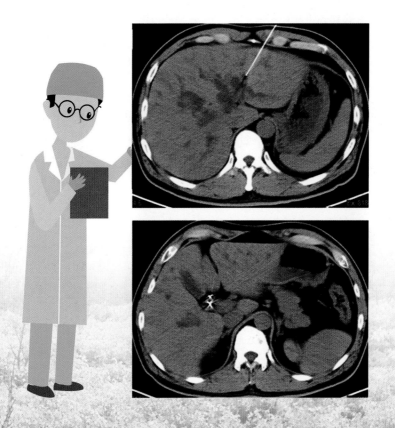

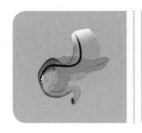

46. 急性胰腺炎是什么意思

说到急性胰腺炎，有个关键词：自身消化。

胰腺是体内重要的消化器官，内含大量消化酶，正常情况下，胰腺内的胰酶是以酶原的形式存在的，进入十二指肠后再活化而发挥消化作用；当各种致病因素导致胰腺急性炎症时，胰腺酶原提前激活，导致胰腺发生自身消化。就像拉了弦的手榴弹，扔出去，炸敌人，留在手里提前爆炸，就炸了自己。一旦提前"爆炸"，引起胰腺自身消化，您可以想象一下：一个通红的烙铁放在胰腺上的感觉：腹痛剧烈的程度超乎想象，当然，有些体弱者或儿童、老年患者有时腹痛并不重，务必注意，因为这也许意味着病情更重。

另外，很多患者还会发生单个或者多个脏器的功能损伤或衰竭，严重危害人体健康。

该病发病急骤，病情进展迅速，通常是以小时或分钟为单位。病理类型也多种多样，有轻型的渗出水肿型，也有严重的出血坏死型。现在临床上根据急性胰腺炎是否伴有器官功能衰竭或局部/全身并发症及其持续时间将其分类为轻度、中度及重度急性胰腺炎。

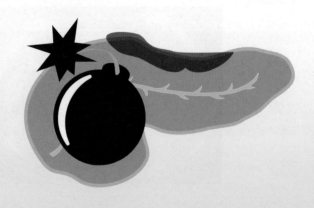

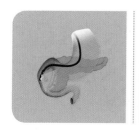

47. 急性胰腺炎的病因有哪些，早期症状是什么

急性胰腺炎的病因很多，大部分为胆源性胰腺炎（40%）及酒精性胰腺炎（30%）。前者是由于壶腹部结石、oddis括约肌痉挛或其他原因，胆汁无法顺利通过十二指肠乳头排入肠道，反流进入胰管内引起的；而后者的发病机理还不甚明朗，目前大多认为是由于酒精刺激胰液分泌，胰管压力升高，胰液渗入组织间隙引发。

其他的病因还包括高脂血症型（其中包括暴饮暴食及先天性高脂血症等原因）、十二指肠液反流型、胰腺术后、ERCP术后、胰腺创伤、消化道溃疡穿孔、肿瘤、药物、感染、自身免疫性等。

早期症状主要包括腹痛、腹胀、恶心、呕吐。腹痛多发生于上腹部，向腰背部、肩胛部放射，常呈束带样，进而发展为全腹痛。恶心、呕吐多发生较早且较为频繁，呕吐后腹痛腹胀不能缓解。发热在胰腺炎早期多不明显，而胆源性胰腺炎的患者有时可伴有黄疸。由于胰腺炎病情多变，发展迅速，症状变化快，所以所谓早期症状有时也很多变。

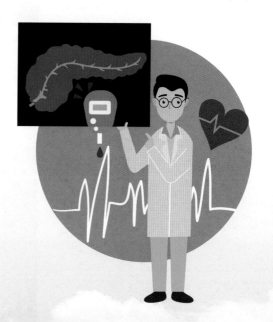

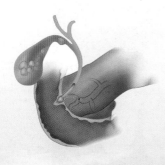

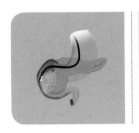

48. 我肚子痛得很轻，就是个胃炎，为什么医生还说我是急性胰腺炎啊

胰腺炎的病情多变，症状变化快，临床症状从轻度的腹痛到重度的腹胀、腹痛、放射痛伴恶心、呕吐、高热等均可见到。由于胰腺的解剖位置处于胃的后方，故而有时轻度的胰腺炎引发的腹痛也常被误认为胃痛。胰腺炎的病理表现多，有轻度的渗出水肿型，也有重度的坏死出血型。当胰腺炎炎症较轻仅表现为水肿渗出时，可以仅有上腹胃区疼痛的症状而没有其他的不适，这时候结合影像学和（或）淀粉酶检查结果异常也能诊断或考虑为急性胰腺炎，只要符合诊断标准。另外，老年或儿童患者、体质虚弱的患者，由于反应较弱，有时病情已经非常严重了，但也表现为轻度腹痛。所以，我们不能仅根据腹痛程度判断病情轻重。

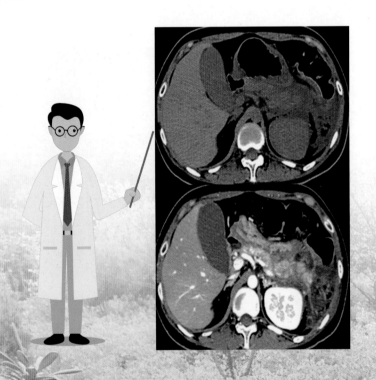

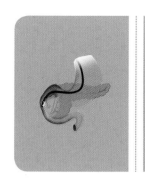

49. 我肚子一痛就来医院了，淀粉酶不高，过了3小时，医师又让我查淀粉酶，怎么回事啊

淀粉酶是胰腺分泌胰液中的一类分解淀粉物质的酶，健康人的淀粉酶都分泌入肠道中，血中的含量很低。如果胰腺炎发作，随着胰液的大量渗出激活，淀粉酶会进入血液，这个时候血淀粉酶就会升高，但是淀粉酶进入血液并且升高并不是一发病就开始的，而是有一个渗出—吸收的过程。这个过程通常为3～5小时，故而血淀粉酶也多在腹痛后3～5小时开始升高，故而医生会让患者在腹痛发作后的3～5小时再次复查淀粉酶。淀粉酶的升高通常在3～5小时，一般多在24小时达到高峰，并且持续4～5天。

需要强调的是，有些重症胰腺炎，血淀粉酶也可以不高的，我们不能仅凭淀粉酶高低判断病情轻重。

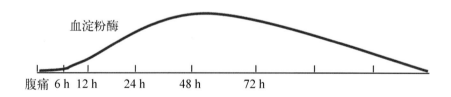

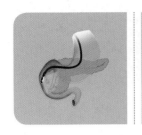

50. 脂肪酶是什么

脂肪酶属于羧基酯水解酶类，其主要功能是催化酯的水解反应以及在非水相体系中催化脂肪酸和醇类发生酯化反应。

脂肪酶广泛存在于动植物和微生物中，其在体内参与消化、吸收等重要的代谢过程，因此脂肪酶在机体生理过程中扮演了不可或缺的角色。

在人体中，脂肪酶的主要来源是胰腺，其次是胃及小肠。因此，当我们检测到体内的脂肪酶含量发生巨大改变时，常常提示我们消化器官可能发生病变，最常见并有特异性的病变是急性胰腺炎，其他病变主要包括慢性胰腺炎、胰腺损伤、胰液瘀滞(胰腺癌、胰腺囊肿、胆管癌、胆石症、乳头癌等)、穿孔性腹膜炎和胰腺导管阻塞等。

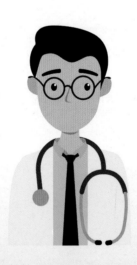

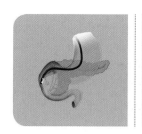

51. 血淀粉酶很高，胰腺炎好重啊

急性胰腺炎是由于胰酶激活后引起胰腺组织自身消化所致的急性化学性炎症。轻者以胰腺水肿为主，重者则发生胰腺出血坏死性胰腺炎，是人体常见的急腹症。当机体发生胰腺炎时，血淀粉酶会有异常改变，为了与其他众多原因引起的急腹症相甄别，血淀粉酶的异常升高成为机体出现急慢性胰腺炎的重要提示指标。

那么，血淀粉酶越高，是否意味着患者的胰腺炎越重呢？这个答案是否定的。血清淀粉酶的异常增高是提示了胰腺炎的发生，但是血淀粉酶的高低与胰腺炎的病情严重程度并不成正比，尤其是有些体弱或老年患者、重症急性胰腺炎患者，病情非常严重时部分患者的血清淀粉酶升高并不明显，甚至是降低的，务必注意。

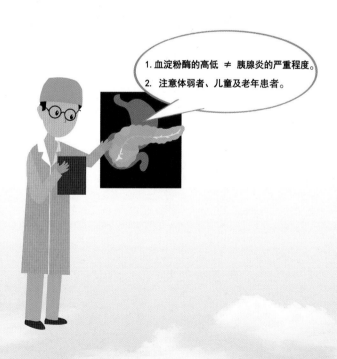

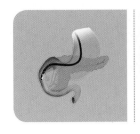

52. 血淀粉酶高一点点，胰腺炎不重吧，为什么医师让患者转到监护室了

如上所述，血淀粉酶的高低与胰腺炎的病情严重程度并不成正比，我们不能以淀粉酶的高低来衡量胰腺炎的轻重。这意味着当我们发现患者的血淀粉酶很高时，患者的胰腺炎病情不一定很严重，反之来说，即使患者的血淀粉酶才增高了一点点，我们也不能排除胰腺严重病变的可能，一旦误将患者的情况划分为轻度胰腺炎，很容易耽误了重度胰腺炎的治疗。临床病例的表现是多种多样的，我们需要结合临床症状、实验室检查以及CT等影像检查，对病情进行准确评估，从而制定准确治疗方案。

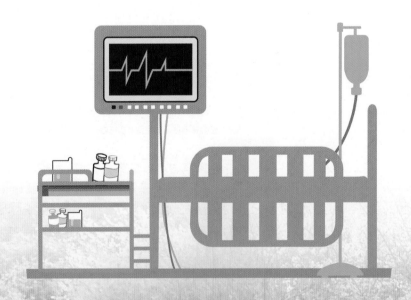

"胰"路有医

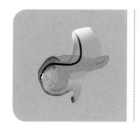

53. 急性胰腺炎怎么诊断啊

诊断主要依据三点：

一是症状：腹痛是最早和最明显的症状，常发生在暴饮暴食后或者是疲惫的诱因下，其他伴随而来的主要症状有发热、恶心、呕吐、黄疸和脱水等。可查见患者的腹痛往往发生在腹正中或偏左，持续性加重呈刀割样，严重的胰腺炎可见患者局部皮肤出现青紫色，甚至可融成大片，在腰部前下腹壁，也可在脐周部位出现。

二是实验室检查：血清淀粉酶一般升高3倍以上。

三是影像学检查：彩超、CT及磁共振等显示有急性胰腺炎的特征性改变。

当然，初步诊断做出后，还要做好鉴别诊断、排除类似急性胰腺炎的其他疾病，并尽快进行病情评估，以制定准确的治疗方案。

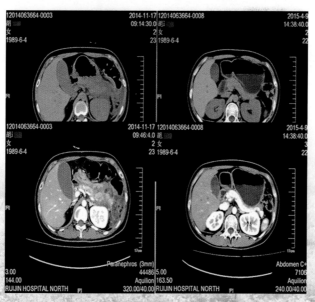

急性胰腺炎CT图片（左：治疗前；右：半年后复查）

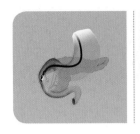

54. 急性胰腺炎会癌变吗

　　现有的病理及临床数据并不能直接得出急性胰腺炎会转化为胰腺癌的结论，但是许多科研工作者以及无数临床医生通过不同的研究发现了急性胰腺炎与胰腺癌的发生与发展存在一定的相关性，尤其是有时胰腺癌会以急性胰腺炎、复发性胰腺炎或慢性胰腺炎的面目出现，具有一定的迷惑性。故对急性胰腺炎患者，出院后的定期随访与复查，非常重要。

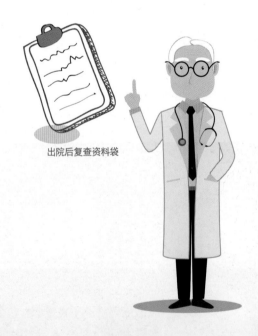

出院后复查资料袋

"胰"路有医

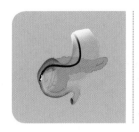

55. 慢性胰腺炎是怎么回事

慢性胰腺炎(chronic pancreatitis，CP)是一种由遗传、环境等因素引起的胰腺组织进行性慢性炎症性疾病，其病理特征为胰腺腺泡萎缩、破坏和间质纤维化。临床以反复发作的上腹部疼痛，胰腺内、外分泌功能不全为主要表现，可伴有胰管结石、胰腺实质钙化、胰管狭窄、胰管不规则扩张、胰腺假性囊肿形成等。

需要注意的是，这个进行性慢性炎性过程是不可逆的，因此，出院后的人文关怀及定期医院复查都是非常重要的。

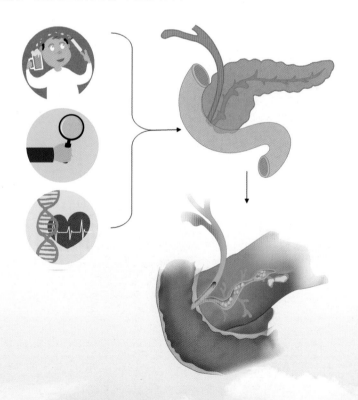

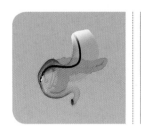

56. 慢性胰腺炎的病因有哪些

慢性胰腺炎的病因非常复杂，主要分为三大类：酒精性、特发性和其他因素导致的慢性胰腺炎。酒精是导致发达国家慢性胰腺炎的首要因素，发病人群主要是30～40岁的青壮年男性，大多由反复发作的急性胰腺炎演变为慢性胰腺炎。特发性慢性胰腺炎是指一部分无法查出明确病因的慢性胰腺炎，占所有病例的10%～30%，女性和儿童中这一比例可高达70%。目前随着医疗技术的进步，结合基因检测、超声内镜（EUS）检查等，部分原先诊断为特发性慢性胰腺炎的病例也已找到其明确病因。其他病因主要包括吸烟、自身免疫因素、急性胰腺炎的慢性病变、胆源性因素、胰管梗阻、营养不良与代谢因素、外伤或其他毒性因素及遗传因素等。

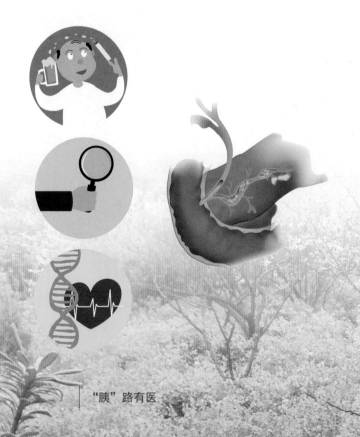

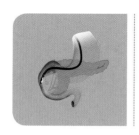

57. 慢性胰腺炎的临床表现有哪些

慢性胰腺炎是一种病程缓慢的疾病，常经历长期的慢性演变过程。早期多无不适或症状轻微（如轻度嗳气或消化不良症状），中晚期可表现为腹痛和胰腺内外分泌功能不全等相应症状。腹痛常因酗酒、暴饮暴食、高脂肪餐或劳累而诱发或加重。胰腺外分泌功能不全主要表现为腹胀、食欲减退、恶心、呕吐或伴有腹泻、大便性状改变等。长期营养物质吸收不良，还会导致患者出现体重减轻、消瘦，或相关物质缺乏导致的营养不良性疾病，如脂溶性维生素缺乏所致的夜盲症、凝血功能障碍。胰腺内分泌功能不全的患者主要出现糖尿病的相关表现，严重影响患者的生活质量。

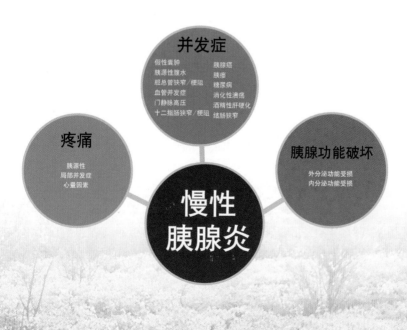

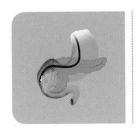

58. 复发性胰腺炎和慢性胰腺炎是一回事吗

复发性急性胰腺炎(recurrent acute pancreatitis，RAP)：患者至少有2次急性胰腺炎（AP）发作史，缓解期无胰腺组织或功能异常改变，是一种特殊类型的胰腺炎。

因此，复发性胰腺炎与慢性胰腺炎两者并不完全是一回事。在临床表现上，复发性胰腺炎和慢性胰腺炎都表现为胰腺炎的反复发作。部分复发性胰腺炎只是症状反复发作，而影像学表现上除了急性胰腺炎表现外无其他异常表现；约1/3的复发性胰腺炎随着病程的进展，表现为慢性胰腺炎特征，故复发性胰腺炎为慢性胰腺炎病因之一。

另外，慢性胰腺炎（CP）也可表现为反复发作的上腹部疼痛不适，伴有逐渐进展的胰腺内外分泌功能不全的表现，但影像学上会显示胰腺的不可逆改变，如胰腺腺泡的破坏、间质纤维化、胰导管扩张等表现。故复发性胰腺炎和慢性胰腺炎最本质的区别在于后者较前者出现了胰腺的实质性且为不可逆性的改变。

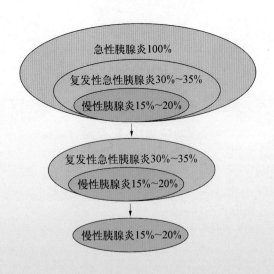

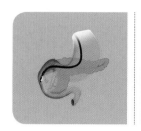

59. 慢性胰腺炎的诊断标准有哪些

慢性胰腺炎诊断包括如下几项：

一是组织病理学证据：此为慢性胰腺炎诊断的"金标准"，不过，临床上多数病员难以接受外科手术治疗或无外科手术指征，此标准往往许多患者没有。

二是胰腺钙化：包括胰管结石、分布整个胰腺的胰腺钙化等。

三是胰管的不规则的狭窄及扩张，以ERCP诊断为主，CT、胰腺胆胰管成像术（MRCP）或磁共振检查、超声内镜检查等，亦可做出初步诊断。

需要强调的是，部分胰腺癌早期是以慢性胰腺炎的面目出现的，有些慢性胰腺炎尚可癌变，务必注意。

另外，有些诊断标准中提到的外分泌功能诊断，一是由于胰腺代偿功能太过强大，待发现异常时往往已经为晚期，二是目前我国尚未大规模开展这项检查，故暂未纳入我们的慢性胰腺炎诊断标准。

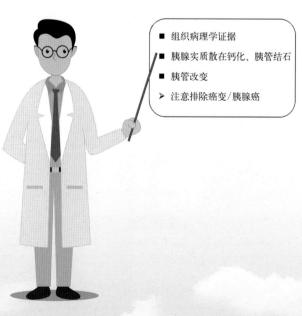

- 组织病理学证据
- 胰腺实质散在钙化、胰管结石
- 胰管改变
- 注意排除癌变/胰腺癌

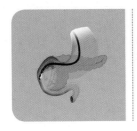

60. 不符合慢性胰腺炎诊断标准的，就不是慢性胰腺炎了吧

不是的。

目前慢性胰腺炎的临床诊断主要是根据胰腺组织的病理检测，影像学诊断以及胰腺外分泌功能检测三个方面：第一，组织病理存在一定局限性，因为病灶在胰腺中的分布多是散在不均一的，故小片组织取样尚难反映疾病真实状态。第二，影像学检查需要考虑到其诊断的特异性和敏感性，尤其当疾病处于早期状态时诊断率将更低。第三，血尿淀粉酶和脂肪酶虽然对于疾病进展有较好指示作用，但大多数患者只在慢性胰腺炎急性发作时才出现指标的升高。

故目前慢性胰腺炎诊断标准主要是针对的是病程进展至中晚期时，对于早期慢性胰腺炎往往无能为力（除非剖腹探查获取胰腺病灶进行病理学检查）。因此，对于疑似慢性胰腺炎患者一定要注意随访监测，尽力提高相关并发症的检出率，提高患者生活质量。

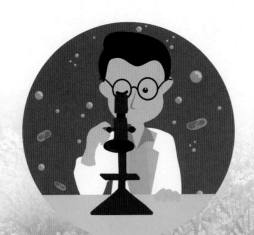

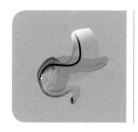

61. 慢性胰腺炎黄疸出来了，就是癌变了吗

胆总管是胰腺的邻居，胆总管下端经过胰腺和胰管汇合共同开口于十二指肠。因此，慢性胰腺炎的发展过程中经常会影响胆总管。慢性胰腺炎进展本质是炎性的发展过程，炎症、瘢痕及胰头假性囊肿都会引起胆总管梗阻而出现黄疸。所以说，慢性胰腺炎出现黄疸并不一定是癌变，我们需要综合胰腺CT、磁共振、ERCP、超声内镜、血清肿瘤指标等综合地进行鉴别诊断。

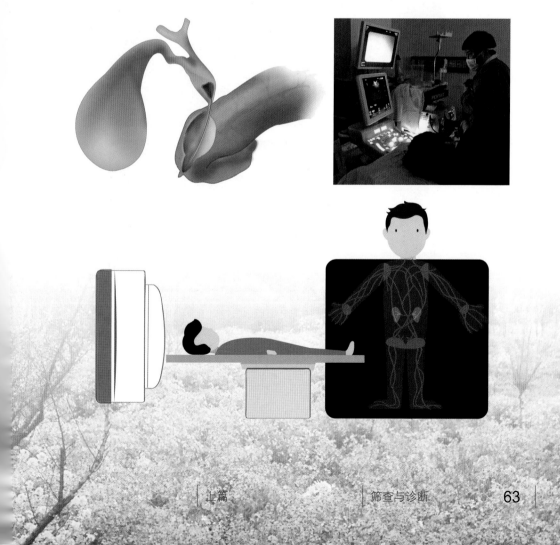

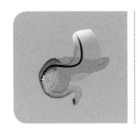

62. 慢性胰腺炎会癌变么

很遗憾，会的，尤其是吸烟患者。慢性胰腺炎本质上是一个慢性炎症的发展过程，而慢性炎症的本身跟肿瘤有着密切的关系。研究显示，相比于普通健康人，慢性胰腺炎的患者胰腺癌发病率确实大大增加（增加27倍左右）。

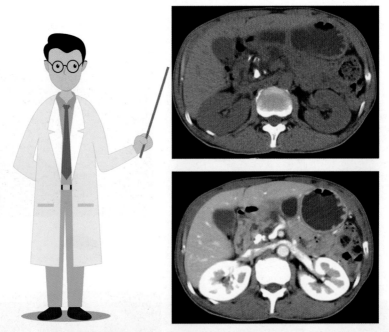

某男，57岁，嗜好烟酒，胰腺多发钙化、胰头占位；术后病理：慢性胰腺炎、胰腺导管腺癌

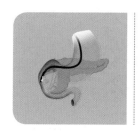

63. 慢性胰腺炎出院后为什么还要来院复查呀

慢性胰腺炎是一个动态的慢性炎症的发展过程。出院后我们要定期随访，一方面是动态评估慢性胰腺炎的病情进展，方便医生给予患者个体化的治疗方案。另一方面，慢性胰腺炎的患者胰腺癌及其他部位肿瘤的发病率要大大高于普通人，对于慢性胰腺炎的跟踪随访复查，尤其是CT及超声内镜检查，可有利于早期发现癌变迹象，以提早制定干预方案。

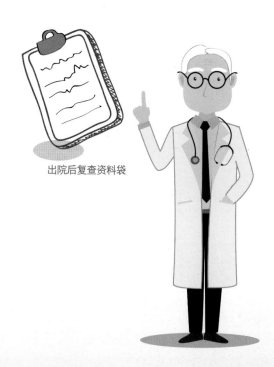

出院后复查资料袋

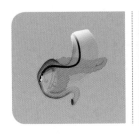

64. 急性胰腺炎、慢性胰腺炎和胰腺癌有什么关系

急性胰腺炎是多种病因导致胰酶在胰腺内被激活后引起胰腺组织自身消化、水肿、出血甚至坏死的炎症反应。

多数急性胰腺炎愈合后病程即停止进展，但部分急性胰腺炎会反复，其中少部分会演变为慢性胰腺炎甚至癌变。

慢性胰腺炎是各种原因引起的胰腺组织和功能不可逆改变的慢性炎症疾病，基本病理特征包括胰腺实质慢性炎症损害和间质纤维化、胰腺实质钙化、胰管扩张及胰管结石等改变。

慢性胰腺炎可在饮酒、暴饮暴食等情况下急性发作，出现急性胰腺炎症状，慢性胰腺炎的患者胰腺癌发病率要大大高于常人，因此慢性胰腺炎需要长期随访。

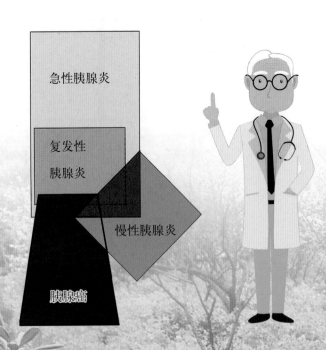

"胰"路有医

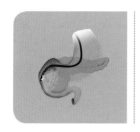

65. 自身免疫性胰腺炎是什么

自身免疫性胰腺炎是一种由自身免疫介导的，以胰腺肿大和胰管不规则狭窄为基本病理特征的疾病。

自身免疫性胰腺炎分2种类型，一种与IgG4相关，血清IgG4升高，通常这类患者也可能会伴有干燥综合征、原发性胆管性硬化、炎症性肠病等自身免疫性疾病，这类患者对激素治疗很敏感；另一种类型是导管中心性的自身免疫性胰腺炎，这类患者自身免疫只攻击胰腺，很少有胰腺外的器官受损。自身免疫性胰腺炎的主要症状为上腹痛及腰背部的放射痛、恶心呕吐、食欲下降、体重减轻等。很多患者会出现无痛性黄疸的症状，皮肤巩膜发黄、大便变白、小便颜色变深，与胰腺恶性肿瘤有时难以鉴别。

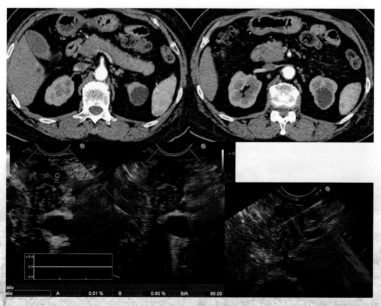

何某某，女，66岁，间歇性上腹隐痛不适2个月，肿瘤学指标正常；超声内镜引导细针穿刺细胞学检查提示自身免疫性胰腺炎，随访中

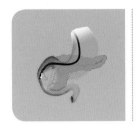

66. 自身免疫性胰腺炎会癌变吗

慢性胰腺炎已经被证实为胰腺癌的高危因素，一项日本的研究显示，慢性胰腺炎的男性、女性患者相比于常人，寿命分别缩短11年、17年，主要的死亡原因就是恶性肿瘤。自身免疫性胰腺炎为慢性胰腺炎中的一种特殊类型，也是会癌变的，癌变率与普通慢性胰腺炎基本相同。

因此，无论是慢性胰腺炎还是其特殊类型的自身免疫性胰腺炎，务必注意随访复查，以发现部分患者的癌变，提高患者生活质量及生存期。

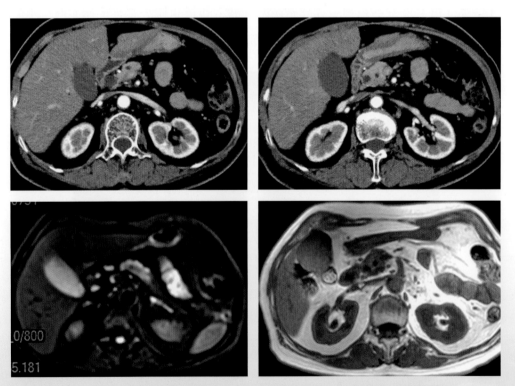

王某某，女，75岁，腹痛伴腰背痛5个月，肿瘤学指标正常；术后病理：自身免疫性胰腺炎

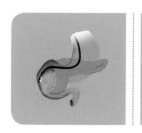

67. 胰腺神经内分泌瘤是什么

胰腺神经内分泌瘤不同于"癌中之王"胰腺癌，胰腺神经内分泌肿瘤的发病源头就是胰腺的神经内分泌细胞。

胰腺神经内分泌瘤是一类相对少见的胰腺原发肿瘤，目前的流行病学调查显示，胰腺神经内分泌肿瘤的发病率约为0.3/10万，仅占所有胰腺肿瘤不到10%。但随着影像学诊断技术的发展与普及，近年来其发病率呈逐步上升态势。

通常来说，胰腺神经内分泌瘤的预后要明显好于胰腺导管腺癌，但其异质性极强，包含了从生长缓慢、预后良好到侵袭性强、恶性程度高的一系列肿瘤，正是由于这种极高的异质性，给临床医生的诊断与治疗带来极大的挑战。

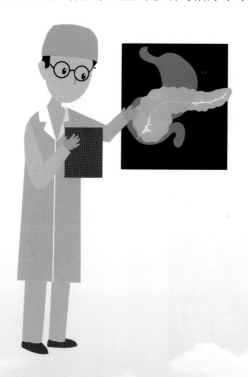

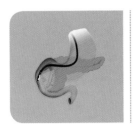

68. 胰腺神经内分泌瘤有什么表现

胰腺神经内分泌瘤的临床表现与其肿瘤生物学行为及肿瘤起源息息相关。神经内分泌肿瘤根据是否存在内分泌激素过度分泌症状分为无功能性及功能性肿瘤，其中无功能肿瘤占绝大多数。

神经内分泌瘤表现多种多样，大多数神经内分泌肿瘤生长缓慢，较少向周围组织器官浸润性生长，所以患者多无症状，仅在行影像学检查时意外发现，部分较大肿瘤则表现为肿瘤压迫症状，这类症状往往都是非特异性的，如腹胀、腹痛等消化道症状。

功能性胰腺神经内分泌瘤则表现为相应内分泌激素过度分泌相关症状，如胰岛素瘤过度分泌胰岛素而出现反复低血糖发作，胃泌素瘤因过度分泌胃泌素而出现顽固性消化性溃疡，血管活性肠肽瘤因过度分泌血管活性肠肽而出现大量水样腹泻，部分神经内分泌肿瘤因过度分泌五羟色胺、缓激肽等而出现面色潮红、腹泻等类癌综合征表现。

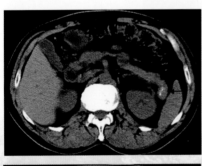

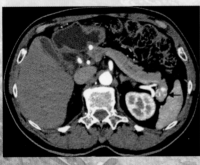

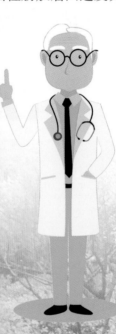

高某某，男，51岁，反复乏力10年，入院后空腹血糖为2.8 mmol/mL；术后病理：胰腺神经内分泌瘤

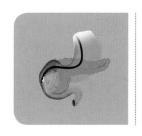

69. 胰腺神经内分泌瘤怎么诊断

胰腺神经内分泌瘤的诊断包括定性诊断、定位诊断等多个方面。不同于胰腺癌，糖类抗原199等常见肿瘤标志物通常都在正常范围内。

胰腺神经内分泌瘤尚无特异性分子标志物。对于临床高度怀疑的患者，可检测患者血浆中的嗜铬素A（简称CgA）含量，诊断灵敏度及特异度在70%～80%，CgA也与肿瘤负荷、预后存在一定相关性。

评估肿瘤功能性通常要结合激素过度分泌的典型表现及血液中相关激素水平。

定位诊断在胰腺神经内分泌瘤中尤为重要。最常用的方法为腹部增强CT及磁共振，但对于小肿瘤则灵敏度不高，往往需要超声内镜检查。奥曲肽显像及^{68}Ga PET/CT等也有助于提高胰腺神经内分泌肿瘤病灶检出率，选择性动脉钙刺激静脉采血对确定胰岛素瘤定位有一定帮助。

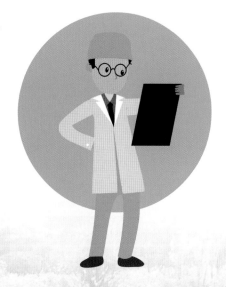

病理诊断是确诊胰腺神经内分泌肿瘤的"金标准"。根据核分裂像及ki-67增殖指数的病理分级对判断肿瘤预后及制定治疗方案至关重要。另外，临床约5%的神经内分泌肿瘤具有明确的可遗传的基因突变，如多发性内分泌瘤病1型、希佩尔林道综合征、多发性神经纤维瘤病1型等。

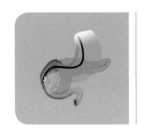

70. 胰腺神经内分泌瘤会癌变吗

根据世界卫生组织最新的分级标准，神经内分泌瘤依据分化程度可分为分化良好的神经内分泌肿瘤和分化差的神经内分泌癌。

目前认为，神经内分泌瘤和神经内分泌癌基因突变位点不同，换句话说，神经内分泌瘤通常不会转化为神经内分泌癌。但所有胰腺神经内分泌肿瘤均具有恶性倾向，部分患者就诊时已存在远处转移。

神经内分泌癌预后较差，而分化良好的神经内分泌肿瘤预后相对较好。根据核分裂像及ki-67增殖指数可将神经内分泌肿瘤分为G1、G2及G3三级，分级越高，肿瘤预后越差。

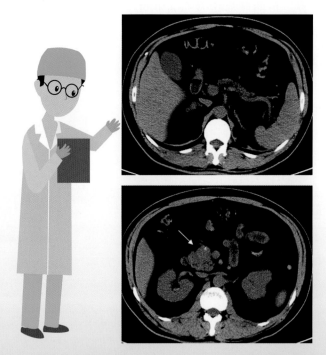

郑某，男，43岁，体检发现胰头胰腺占位4天；术后病理：胰腺混合性导管—内分泌癌

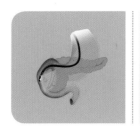

71. 胰腺实性假乳头状瘤是什么

胰腺实性假乳头状瘤(Solid pseudopapillary tumors，SPT)为一种低度恶性的肿瘤，又称胰腺乳头状和实性上皮性肿瘤、胰腺囊实性肿瘤、乳头状囊性上皮肿瘤，是一种罕见的胰腺外分泌肿瘤。最早由Frantz于1959年首先报道，1996年WHO正式将其命名为胰腺实性假乳头状肿瘤。

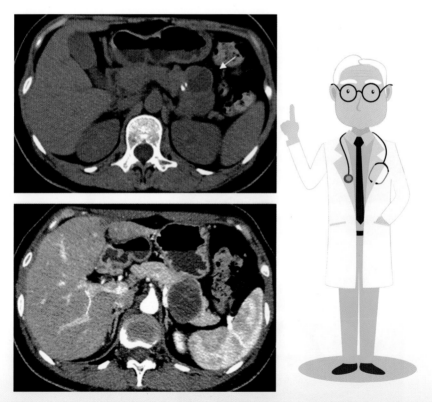

姜某某，女，40岁，腰部隐痛不适半年余，肿瘤学指标正常；术后病理：实性假乳头状瘤

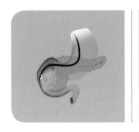

72. 胰腺实性假乳头状瘤有什么表现

多数患者无明显临床症状，因体检发现肿块就诊。少数以上腹部隐痛或饱胀不适为首发症状。多发生于年轻女性，临床上，任何年轻女性胰腺具有囊性或部分囊性的肿块都应怀疑。但也发生于儿童及老年人，包括男性。肿瘤可发生于胰腺的任何部位。肿瘤标志物正常，易误诊及漏诊。

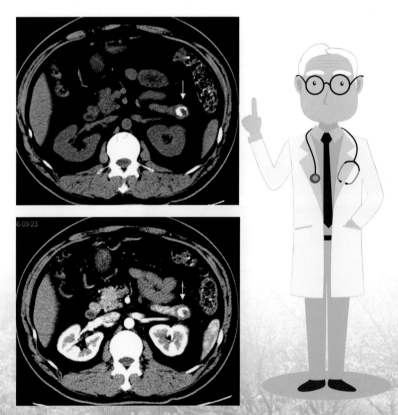

李某某，男，47岁，体检发现胰腺尾部占位伴钙化；术后病理：胰腺实性假乳头状瘤

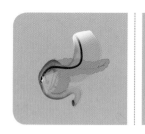

73. 胰腺实性假乳头状瘤怎么诊断

CT检查具有较高的空间及密度分辨力、定位准确度高，能清楚显示周围组织器官侵犯转移情况等优点，能提供相对较高的诊断率，为下一步的治疗提供参考。CT平扫为密度不均的囊实性占位，增强扫描实性部分轻至中度强化，强化峰值一般出现于静脉期，但强化程度要低于正常胰腺组织。囊性结构为主的病变实质部分呈附壁结节或"浮云征"；实性结构为主的肿瘤囊性部分在包膜下呈串珠状改变；肿瘤常呈圆形或椭圆形，包膜多完整，壁光滑均匀，增强后强化明显，与胰腺分界清晰。该病的CT表现与病理基础密切相关，囊性结构为肿瘤的坏死、液化、囊性变及陈旧性出血灶。实性结构镜下观察肿瘤均为实性区、假乳头区及两者的过度区以不同比例混合而成。肿块虽可起源于胰腺的任何部位，但均无胆总管及胰管的扩张。

需要说明的是，疾病诊断的"金标准"是组织病理学证据。对有手术指征的患者，积极手术治疗的同时，可取得组织标本进行病理学诊断。

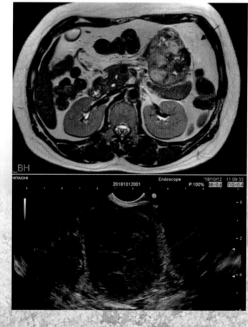

李某某，男，47岁，体检发现胰腺尾部囊实性；术后病理：胰腺实性假乳头状瘤

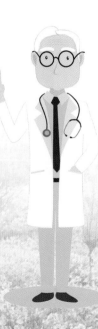

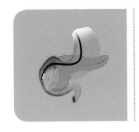

74. 胰腺实性假乳头状瘤就是癌了吧，会癌变吗

人体任何部位、任何器官、任何组织几乎都可发生肿瘤，而且肿瘤有良性和恶性之分，因此肿瘤的种类繁多，命名十分复杂。

一般根据其组织来源（分化方向）和生物学行为来命名。良性肿瘤在其来源组织名称之后加"瘤"字；恶性肿瘤的命名比较复杂，来源于上皮组织的恶性肿瘤统称为癌；由间叶组织（包括纤维结缔组织、脂肪、肌肉、脉管、骨、软骨组织等）发生的恶性肿瘤统称为肉瘤；当然有少数的肿瘤不按上述原则命名，有些以瘤命名的肿瘤也可以是恶性的。

胰腺实性假乳头状肿瘤也不是单纯良性或者恶性，它是一种潜在恶性的肿瘤，就是说可能是良性肿瘤，但是有一定恶变的概率，国内中华外科青年医师学术研究社胰腺外科研究组的"中国胰腺囊性肿瘤外科诊治现状分析"报道其癌变率为12.3%。

该病恶变后可以有局部浸润，但远处转移极少发生，其中恶变的原因尚不明确。

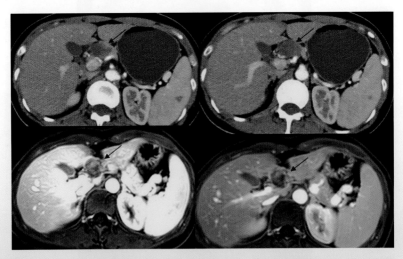

卢某某，女，39岁，上腹痛3天，肿瘤学指标正常；术后病理：胰腺实性假乳头状瘤

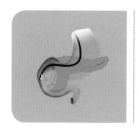

75. 胰腺黏液性囊腺瘤是什么

胰腺黏液性囊腺瘤（mucinous cystic neoplasm，MCN），是胰腺最常见的原发性囊性肿瘤之一。在1978年，Compagno等首先将胰腺囊性疾病区分为浆液性囊腺瘤和黏液性囊腺瘤。后将其定义为胰腺上能够产生并分泌黏液、富含卵巢间质的一种上皮肿瘤。MCN通常为单发，与导管系统无联系。患者多为围绝经期中年女性，发病高峰为40～50岁，病灶多位于体尾部。MCN有一定的恶变倾向，尤其是病程长、肿瘤较大者。

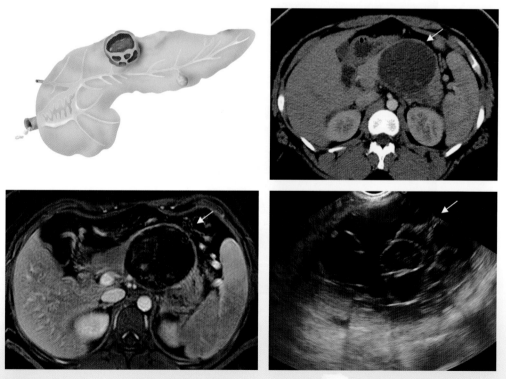

王某某，女，19岁，左下腹及腰背部隐痛不适一个月余，CA19-9 61.8 U/mL；术后病理：黏液性囊腺瘤

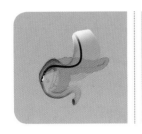

76. 胰腺黏液性囊腺瘤有什么表现

大多数胰腺黏液性囊腺瘤生长缓慢，早期缺乏特异临床表现，多因体检而偶然发现。但当瘤体较大时，则有相应症状，多表现为上腹坠胀和腹部肿块。恶心、呕吐、腹背部疼痛等也有可能为其征象，少数患者还可能并发急性胰腺炎。尤应注意的是，当出现腹背部疼痛、体重减轻时，要警惕MCN是否恶变。

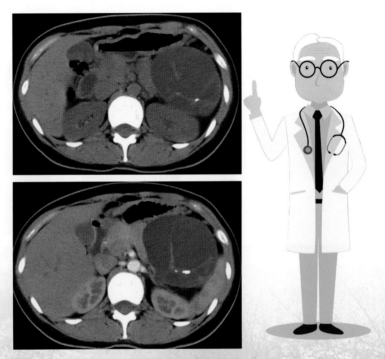

谢某，女，22岁，中上腹饱胀不适2个月，发现胰尾占位10天；术后病理：黏液性囊腺瘤

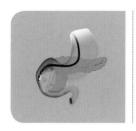

77. 胰腺黏液性囊腺瘤怎么诊断

胰腺黏液性囊腺瘤的诊断主要依靠影像学检查及CEA、CA19-9等血清肿瘤学标志物，诊断困难者可考虑行超声内镜检查或穿刺活检、囊液分析等。此外，还应结合胰腺黏液性囊腺瘤的流行病学特征。尤其是无胰腺炎病史的中年女性在胰腺体尾部发现囊性病灶时，要警惕胰腺黏液性囊腺瘤发生的可能性。

需要说明的是，疾病诊断的"金标准"是组织病理学证据。对有手术指征的患者，积极手术治疗的同时，可取得组织标本进行病理学诊断。

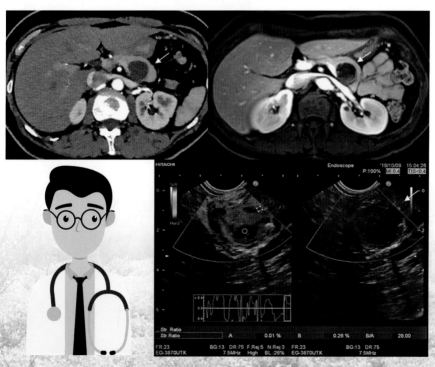

朱某某，女，51岁，体检发现胰腺占位；术后病理：胰腺黏液性囊腺瘤

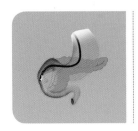

78. 胰腺黏液性囊腺瘤就是癌了吧，会癌变吗

胰腺黏液性囊腺瘤属于良性肿瘤的范畴，未达到癌的级别。但是胰腺黏液性囊腺瘤有一定的恶性潜能，有学者认为：胰腺黏液性囊腺瘤随着时间的推移终将恶变。而从定位来看，胰腺黏液性囊腺瘤多位于胰腺体尾部，但胰腺头部的黏液性囊腺瘤则以癌多见。

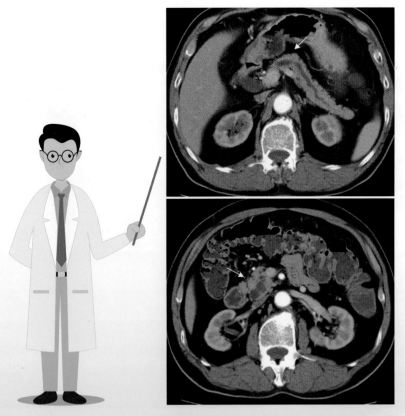

邵某某，男，65岁，右上腹不适一个月；术后病理：胰腺黏液腺癌

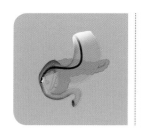

79. 胰腺浆液性囊腺瘤是什么，有什么表现

胰腺浆液性囊腺瘤（SCN）是一种少见的胰腺外分泌肿瘤，由富含糖原的上皮细胞组成，这些上皮细胞产生水样液体，故几乎均为良性病变。常见于中年妇女，多发生于胰腺头部。

胰腺浆液性囊腺瘤直径小于4 cm时常无临床症状，多由体检发现；少数或肿瘤较大时，可有腹痛、腹胀及腹部包块等非特异性症状，极少因胰头部囊肿压迫出现门静脉高压、梗阻性黄疸等症状，部分患者可出现腹部、腰背部不适。

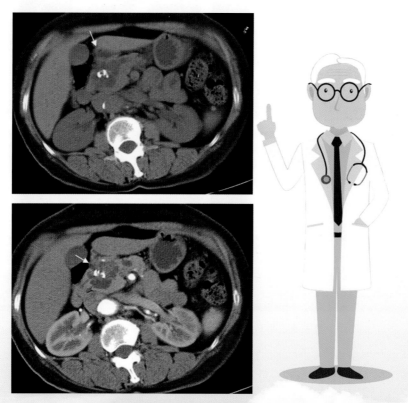

郑某某，女，54岁，皮肤瘙痒6周，胰头占位伴钙化；术后病理：浆液性囊腺瘤

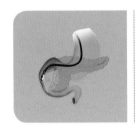

80. 胰腺浆液囊腺瘤怎么诊断

胰腺浆液性囊腺瘤的诊断主要依靠胰腺增强CT及增强磁共振（MRI），但有时与黏液性囊腺瘤区分困难，明确诊断需行病理检查。纵轴高清超声内镜（EUS）对辨别病灶是否为浆液性囊腺瘤有较大意义。

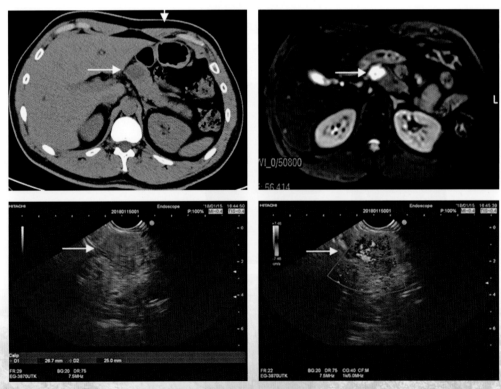

董某某，胰腺颈部囊性占位（浆液性微囊腺瘤）

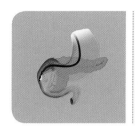

81. 胰腺浆液性囊腺瘤就是癌了吧，会癌变么

胰腺浆液性囊腺瘤是一种良性肿瘤，与胰腺癌不同，并不是癌。

胰腺浆液性囊腺瘤有一定癌变风险，但癌变风险很低，来自中华外科青年医师学术研究社胰腺外科研究组（2018）的资料显示，癌变率为0.6%，与术后的组织病理学标准比较，以CT和磁共振为主的影像学检查，对浆液性囊性瘤的诊断正确率仅为13.7%，胰腺黏液性囊腺瘤、胰腺实性假乳头状瘤、胰腺导管内乳头状瘤被诊断为浆液性囊腺瘤的病例并不少见，显示了胰腺疾病的复杂与现今医疗手段的局限，故若无术后组织学病理诊断，仅临床诊断的胰腺浆液性囊腺瘤仍需要定期随访复查，尤其是纵轴高清超声内镜检查。

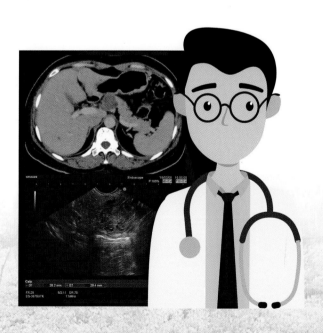

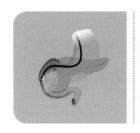

82. 胰腺导管内乳头状黏液瘤是什么

胰腺导管内乳头状黏液性肿瘤（intraductal papillary mucinous neoplasms，IPMN）是一种起源于胰腺导管上皮细胞、呈乳头状增生并分泌过多黏液、引起主胰管扩张和/或分支胰管进行性扩张的一类胰腺肿瘤，部分病例可发生癌变。

1985年，日本的专家首次报道了该疾病。1996年该病正式被命名为胰腺导管内乳头状黏液性肿瘤，成为胰腺囊性肿瘤中的一个特殊疾病类型。根据病变起源和累及的部位不同可分为主胰管型（main ductal-IPMN，MD-IPMN），占16%～36%；分支胰管型（branch ductal-IPMN，BD-IPMN），占40%～65%；混合管型（mixed type-IPMN，MT-IPMN，占15%～23%）。

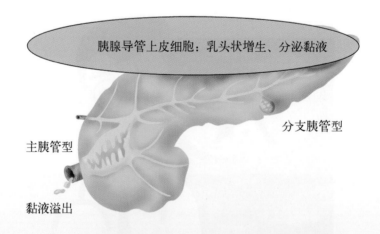

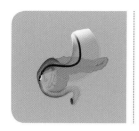

83. 胰腺导管内乳头状黏液瘤有什么表现

　　胰腺导管内乳头状黏液瘤（IPMN）早期临床表现无或轻微，往往不典型，中晚期以上腹部轻微疼痛最为多见，部分患者伴有乏力、消瘦、纳差。

　　随着病程的延长，肿瘤体积不断地增大会引起胰管不同程度的堵塞，影响胰液分泌，部分患者会出现急、慢性胰腺炎的症状。

　　IPMN的发病具有隐匿性的特点，部分患者还会因胰腺内分泌功能受到损害而出现糖尿病。

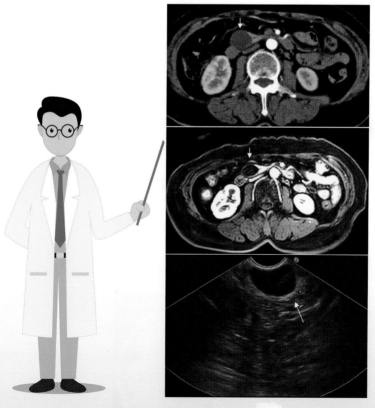

黄某某，女，65岁，体检发现胰腺占位一年余，CA19-9 49.60 U/mL，影像学示钩突部囊性占位，胰管无明显扩张；诊断：分支型胰腺导管内乳头状黏液瘤

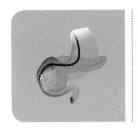

84. 胰腺导管内乳头状黏液瘤怎么诊断

胰腺导管内乳头状黏液瘤（IPMN）的诊断主要依靠影像学检查：

（1）CT因检查方便、无创，易被患者接受，常作为首选检查；增强磁共振检查能很好显示囊性病灶、扩张胰管、附壁结节等，且无创、无辐射，对制定治疗方案有重要指导价值。

（2）超声内镜，尤其是纵轴高清超声内镜（EUS）以其高分辨率、最大程度地接近靶病变部位并且拥有能够引导细针穿刺取样的优势，已被广泛用于该病的临床诊断。可发现毫米级别的病变或结节，有助于IPMN的诊断，尤其是早期诊断及是否具有手术指征的判断。

（3）ERCP对胰腺IPMN的明确诊断优于CT，同时还可以进行细胞组织学检查及标本取材活检。但ERCP为有创检查，临床一般不作为首选检查。

需要说明的是，疾病诊断的"金标准"是组织病理学证据。对有手术指征的患者，积极手术治疗的同时，可取得组织标本进行病理学诊断。

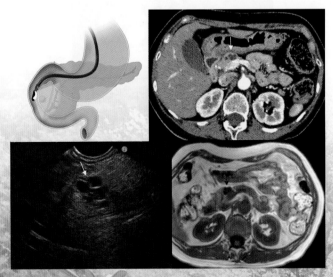

丁某，女，65岁，体检发现胰腺颈部占位2周，肿瘤学指标正常

"胰"路有医

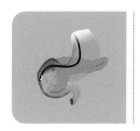

85. 胰腺导管内乳头状黏液瘤就是癌了吧，会癌变吗

胰腺导管内胰腺乳头状黏液性肿瘤（IPMN）的肿瘤细胞包括不同的异型性，可分为轻度、中度、重度、导管内乳头状黏液性原位癌和浸润癌等。来自中华外科青年医师学术研究社胰腺外科研究组、由国内16家胰腺外科中心提供的2 251例胰腺囊性肿瘤的患者资料显示，IPMN的总癌变率为32.1%，其中分支胰管型癌变率为17.2%，主胰管型或混合型癌变率为42.6%，未确定胰管来源的IPMN其癌变率为29.8%。诊断的"金标准"为组织病理学检查。

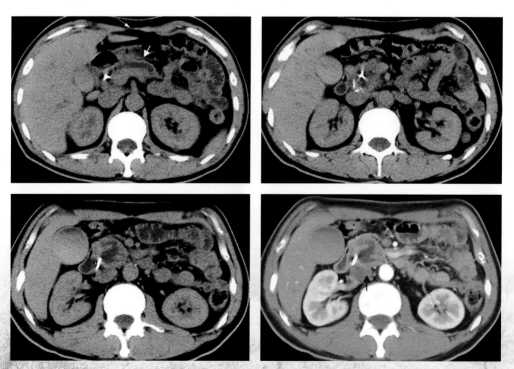

赵某某，男，47岁，胰头占位，胰腺钙化；术后病理：导管内乳头状黏液腺瘤伴中度异型增生、局灶腺上皮癌变

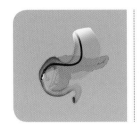

86. 哪些因素容易促发胰腺癌

胰腺癌目前普遍认为是一个由多致病因素导致的恶性疾病。

目前的研究认为，吸烟、大量的酒精摄入、毒物及重金属的接触、长期的糖尿病、高BMI〔体质指数，其值＝体重（kg）/身高（m）²〕、慢性胰腺炎等都是增加胰腺癌发病风险的因素；而乙肝持续感染、低频率的体育活动等被认为是可能的增加胰腺癌发病风险的因素。

在遗传、基因方面，一级亲属中存在罹患胰腺癌、家族性胰腺炎、PJ综合征、家族性黑色素瘤综合征、林奇综合征等均会增加胰腺癌的发病风险。

此外胰腺本身的一些病变，如慢性胰腺炎（CP）、胰腺黏液性囊腺瘤（MCN）和胰腺导管内乳头状黏液瘤（IPMN），均存在一定概率的恶变风险，必要时建议手术干预。具体是否需要行手术干预请咨询专科医师。

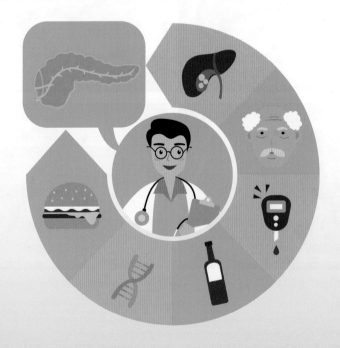

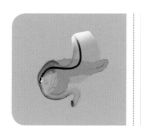

87. 不是说胰腺癌有腹痛黄疸么，我爸爸不痛不痒，怎么也查出胰腺癌了

当胆汁的排泄管道——胆总管受到压迫、侵犯导致堵塞时，人体会出现皮肤发黄、瘙痒等黄疸表现。一般来说，由于生长在胰头、胰颈部的肿瘤距胆总管较近，当其压迫或侵犯胆总管时，人体便会出现黄疸的症状。而当肿块较小或处于胰腺体尾部，一般不会对胆总管产生压迫，此时，人体是不会出现黄疸的。

而腹痛，也不是每一个胰腺癌患者都会出现的症状。虽然根据统计，半数以上的胰腺癌患者会出现腹痛的症状，但也有少部分患者在整个病程中始终未出现腹痛的症状。

因此，即使不痛不黄不痒，胰腺癌也有可能已经"潜伏"在体内了。

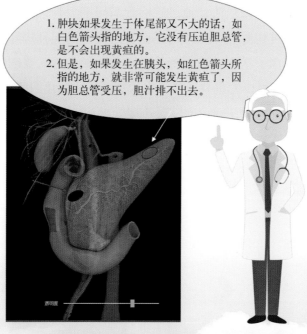

（山东数字人科技股份有限公司授权使用原始3D解剖截图）

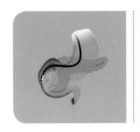

88. 我爸爸刚刚在外院做了CT，还是增强的，怎么住院后还要做CT啊

一般患者在外院或门诊做的CT检查为上腹部增强CT，是通过在血管中注入造影剂后，通过不同组织中造影剂分布的不同来增强对比以明确诊断的一种检查手段。其主要目的在于发现病灶，并增加诊断的明确性。当患者因手术需要收住入院后，此时我们会在为您安排一次CT检查，而这次检查，与在外院或门诊所做的上腹部增强CT是不同的检查项目。入院后安排的CT检查，我们称其为胰腺CTA（CT angiography，CT血管造影），它是通过在血管中注入造影剂后，在造影剂流经人体不同血管的不同时期进行CT扫描，并获得不同时期的腹部内组织、脏器、血管的影像。一般而言，胰腺CTA可分为三个时期的影像，分别是动脉期、门脉期及静脉期。通过这三个不同时期的影像，我们不仅可以了解病灶的性质，还可以很清楚地了解病灶与周围血管之间的关系。借此，我们可以评估病灶的可切除性，病灶周围血管的变异情况及病灶对周围血管的侵犯情况。这是我们在手术开始前完善手术准备（如是否需要准备人工血管以行门静脉重建）所必不可少的重要环节，也为您能够平稳度过手术保驾护航。

此外，部分患者可能在就诊前已辗转多处求诊，往往就诊的时候距拍摄CT时已经过去了1～2个月甚至更长的时间，在这段时间内病情可能已经发生了变化，甚至有所进展。所以，当入院后，建议许多患者再做一次CT检查是非常有必要的。

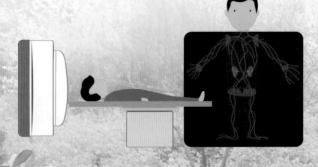

"胰"路有医

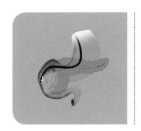

89. 胰腺癌做什么检查才能确诊

组织病理学证据是"金标准"。随着目前医学技术的发展，我们已经可以通过多种手段诸如CT、MRI、超声胃镜、CT或超声胃镜引导下穿刺活检等来发现并诊断胰腺癌。这些检查都有着不错的敏感性及特异性，当然，这些检查毕竟都是通过肉眼观察，与通过显微镜观察得出的组织病理学诊断相比，肯定存在一定的误差。研究显示，术前诊断胰腺癌的病例中，术后经组织病理学证实，有5%～12%的病例并非胰腺癌。因此，在无病理组织学证据前，做出的诊断只是临床诊断，最终诊断仍有"非胰腺癌"的可能。

另外，有少数胰腺癌，由于其影像学表现不典型、穿刺结果也呈假阴性。因此，临床上，对于高度可疑的胰腺癌患者，医师往往会建议通过腹腔镜探查活检或开腹探查活检的方法取得组织标本以明确诊断，毕竟组织病理学才是胰腺癌诊断的"金标准"，同时，也为更准确地进行下一步治疗指明方向。

举个例子，天上有一只飞鸟，我们可以通过观察它的影子、听它的叫声（即使用一些影像学手段）来判别它到底是一只什么鸟。但若要最终明确它究竟是什么，还是需要依靠猎人（即外科医生）将其打下来，送给动物学家（即病理医师）去研究，才能真正知道这是一只什么鸟。

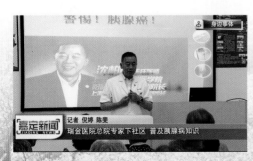

沈柏用教授在进行科普交流（2018年6月29日上海嘉定电视台新闻报道截图）

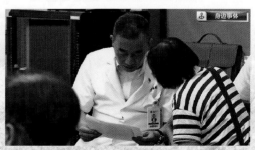

沈柏用教授在进行科普交流（2018年6月29日上海嘉定电视台新闻报道截图）

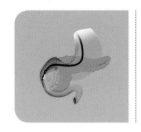

90. 手术前诊断胰腺癌，手术后就是胰腺癌吗

如上述，病理诊断是通过手术等方法取得患病组织经过精心处理后在显微镜下做出的诊断，是疾病诊断的"金标准"。而在取得病理诊断之前的诊断，尤其是胰腺疾病诊断的三大利器：CT、磁共振和超声内镜，识别得再清楚，靠的也是肉眼，做出的诊断皆为临床诊断。而肉眼显然是无法与显微镜相抗衡的。资料显示，术前诊断的胰腺癌中，术后有5%～12%的病例经组织病理学诊断、确定并非胰腺癌。

需要注意的是，鉴于胰腺癌的高度凶险与致命性，术前无法排除胰腺癌或者符合手术指征的有癌变趋势的胰腺疾病，一定要首选手术治疗。

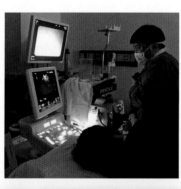

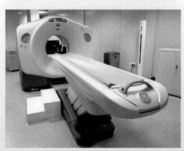

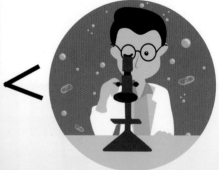

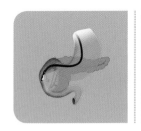

91. 术中冰冻是什么，病理是什么

冰冻切片 (frozen section) 是一种在低温条件下使组织快速冷却到一定硬度，然后进行切片的方法。因其制作过程较石蜡切片快捷、简便，而多应用于手术中的快速病理诊断。

病理检查首先需要将切下的病变组织器官作一系列技术处理，包括固定、取材、脱水、浸蜡、包埋、切片和染色等，一般需花费数十小时方可完成全部制片过程，然后由病理医生用显微镜观察，并做出诊断。这种检查方法称为常规石蜡切片，是病理检查中最准确的方法。但是，这种方法从外科医生将病变组织切下，到做出病理诊断，有时还要加上免疫组化，前后通常需要7～10天甚至更长时间。有时外科医生希望在手术过程中马上了解病变的性质，以便及时确定手术范围，并做出相应的处理，就要求病理医生在手术过程中做出病理诊断，此时就必须快速切片诊断，快速冰冻切片是应用最广泛的方法。

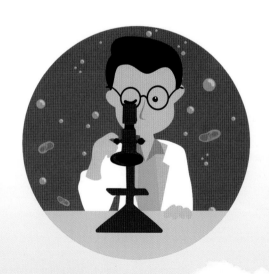

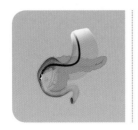

92. 术中冰冻病理和术后病理，有什么区别啊

快速冰冻切片是用于手术中病理诊断的一种方法，病理医生在收到手术标本后约15分钟之内做出诊断，马上告诉手术医生，以便迅速作出下一步治疗决策。病理诊断的正确与否直接关系到手术台上处理患者的下一个步骤，对手术治疗有重大帮助和指导意义，诊断要力求正确、迅速和可靠。

然而，快速冰冻切片要在如此之短的时间内做出诊断，难度相当高，取材有局限性，制作切片的质量也不如常规石蜡切片高。因此，冰冻切片的确诊率比常规切片低，有一定的延迟诊断率和误差可能，所以冰冻切片诊断尚不能广泛应用，即使选择性应用，事后仍需用常规石蜡切片对照和存档。

快速冰冻切片主要用于下列几种情况：

（1）确定病变是否为肿瘤。

（2）判断肿瘤的良恶性。

（3）了解肿瘤有无播散到邻近淋巴结或脏器。

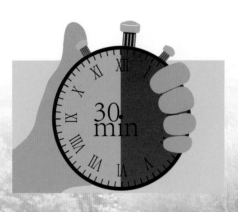

（4）确定手术切缘有无肿瘤浸润，以了解手术范围是否足够大。

（5）帮助识别手术中某些意外发现和确定可疑微小组织（如甲状旁腺、输卵管或输精管等）。

（6）取新鲜组织供激素受体测定、肿瘤药敏试验、电镜检查和分子生物学检查等特殊需要。

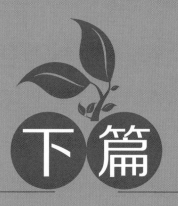

下篇

治疗与护理

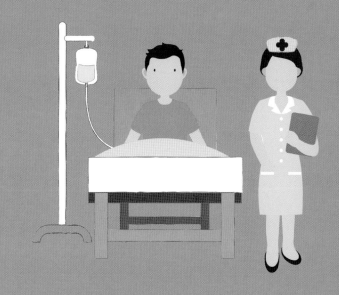

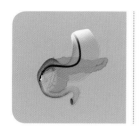

93. 急性胰腺炎出院后要注意什么

急性胰腺炎经过治疗出院后胰腺功能并没有恢复正常，胰腺微结构的恢复需要半年到一年时间，甚至更长，在这个时间段患者的生活质量较后续的随访和治疗，对于防治并发症和消化功能的恢复都很重要。

（1）祛除病因及诱因：对胰腺伤害最大的为烟酒及暴饮暴食，故胰腺疾病患者一定要戒绝烟酒、规律饮食。高脂血症者务必积极采取有效的降脂措施；有胆囊结石者更应定期随访复查，必要时根据专业医师建议择期摘除胆囊。

（2）生活方式和饮食调整：禁烟忌酒，规律饮食，规律作息，保证充足睡眠。积极参加轻度活动，如散步、太极拳和瑜伽等。还应该保持情绪的稳定，避免精神压力过大。

（3）胰酶制剂及PPI制剂的使用：患者出院后有腰背部不适或酸胀感，或餐后上腹饱胀不适等，此时需酌情使用胰酶制剂及PPI制剂等。详见本书的科普点"胰酶制剂怎么服用更有效啊"。

（4）定期复查：约2/3的急性胰腺炎出院后逐渐恢复正常，但有约1/3的患者还会复发，其中约1/3 ~ 1/2尚可转为慢性胰腺炎甚至胰腺恶性疾病。另外，部分慢性胰腺炎及胰腺占位亦可以急性胰腺炎的面目出现，但由于急性胰腺炎状态下的水肿坏死等因素，小的病灶往往不容易被查出。因此，出院后根据风险大小，1 ~ 3个月内需酌情进行胰腺增强CT或磁共振检查，高危人群或发现病灶无法解释时还需积极进行超声内镜检查及随访复查，以免疏漏。另外，还可根据实际情况复查血常规、血糖、血脂及肿瘤学指标等。若有发热、腹痛、呕吐等症状时更应及时就诊。

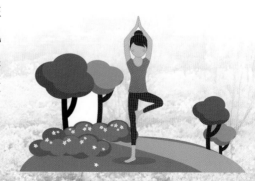

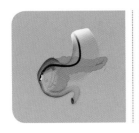

94. 急性胰腺炎出院后要怎么吃

急性胰腺炎出院后饮食方面需要特别注意，对疾病的恢复及防止胰腺炎复发都很有效果。饮食不当很容易导致复发和病情迁延。

（1）清淡少油盐：出院后宜清淡饮食。烹饪应以蒸煮拌为主，避免吃熘、炸、煎的食物。调味不宜太酸，太辣：如醋、辣椒等都应少放，以减少胃液分泌，减轻胰腺负担。过量食盐会造成胰腺的水肿，不利于胰腺功能恢复，因此食物中盐也应该少放。

（2）适量规律吃：每顿不能过饱，吃七八分饱即可。三餐最好定时定量，不要贪嘴，尽量避免外出就餐。有条件或者血糖调整困难的患者还可以少量多餐，减轻胰腺内分泌和消化负担，利于病情恢复。

（3）低脂高纤维：食材方面以新鲜蔬菜和优质蛋白食物为主，如鱼、虾、瘦肉、鸡胸肉、蛋白和豆腐。含纤维素和丰富维生素的蔬菜，如芹菜、新鲜香菇、南瓜、西红柿、西蓝花、竹笋和大白菜等烹制熟烂后食用。容易产气或者难消化的食物如豆类、豆角、糯米、栗子和山药等少吃或不吃。而高脂食物如奶酪、肥肉、动物内脏等应尽量不吃。若习惯喝牛奶可选择脱脂奶和无糖酸奶，原则上少吃。

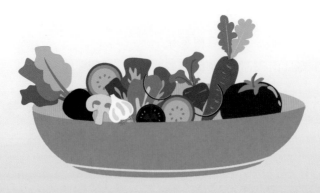

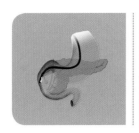

95. 急性胰腺炎常用的非手术治疗方法有哪些

常用的非手术治疗有：静卧，禁食水，给氧，开放静脉通道补液，胃肠减压，应用镇静剂、止痛剂，营养支持，皮硝外敷，血液净化（包括腹腔灌洗和血液滤过）等。

非手术治疗中还包括必要的监护设备：心电图，血压监测，血氧饱和度检测。入院完善检查后进一步根据检查结果调整输液，输血，控制血糖，适时使用抗生素，抑制胃酸和胰酶药物，保持代谢和电解质平衡。急性胰腺炎的治疗非常需要患者和家属的积极配合，早期禁食禁水，配合各项检查和治疗，出院后积极随访都是需要患者和家属自觉配合的关键环节。

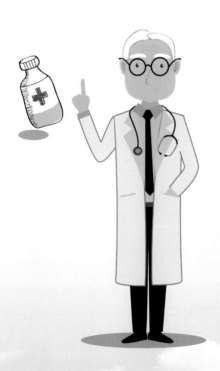

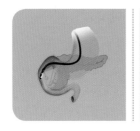

96. 急性胰腺炎用抗生素不就行了吗，怎么那么麻烦

急性胰腺炎和我们平时遇到的"炎症"的发病机制是不一样的。我们平常用抗生素来治疗的感染性疾病的致病原因是微生物感染，运用抗生素来抑制微生物生长或起到杀灭作用。而胰腺炎是由于胰腺分泌的消化酶激活造成胰腺自身消化产生的炎症，从发病机制上来讲，不是用抗生素就能治疗这么简单。当然，这也并不代表胰腺炎的治疗中不需要用到抗生素。如当胰腺炎并发感染时，就需要用到抗生素进行治疗。目前的急性胰腺炎治疗指南里并不推荐预防性使用抗生素。

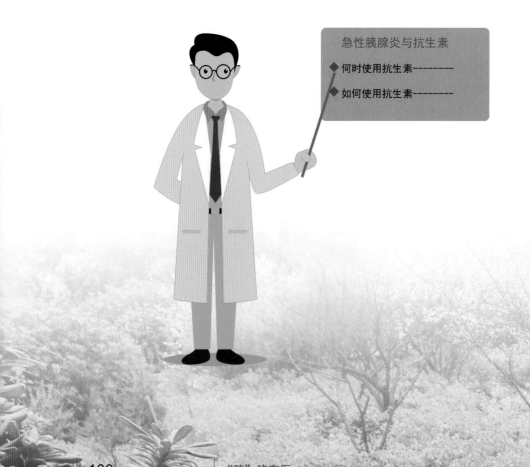

急性胰腺炎与抗生素

◆ 何时使用抗生素————

◆ 如何使用抗生素————

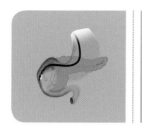

97. 急性胰腺炎什么时候需要手术治疗啊

急性胰腺炎有以下情况需要手术干预：

（1）重型胰腺炎伴严重休克、弥漫性腹膜炎、腹腔内渗液多、肠麻痹、胰周脓肿及消化道大出血。

（2）胆源性胰腺炎明确者，或合并胆源性败血症。

（3）病情严重，非手术治疗无效，高热不退及中毒症状明显。

（4）上腹外伤，进行性腹痛，淀粉酶升高，疑有胰腺损伤者，应立即手术探查。

（5）多次反复发作，证实十二指肠乳头狭窄或胰管狭窄及结石者。

（6）并发脓肿或胰腺假性囊肿且非手术治疗效果差者。

总结起来，就是出现某些并发症，或需要解除致病因素时需要手术干预。当然，任何手术操作都伴有一定的风险，所有的治疗决策都应权衡利弊，科学决策。

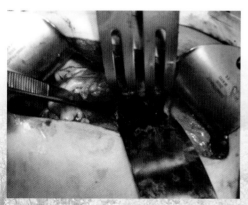
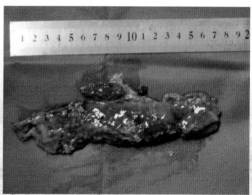

急性胰腺炎后切除的胰腺坏死组织

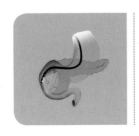

98. 慢性胰腺炎用什么消炎药治疗好啊

非医者口中的消炎药通常指的是抗生素，慢性胰腺炎在没有引起感染的情况下是不需要用抗生素的。当然，医学上的"非甾体抗炎药"是可以服用的，这类药物有时可缓解慢性胰腺炎的腹痛症状。

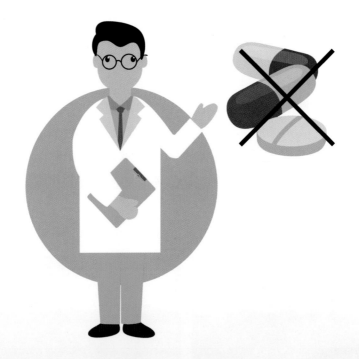

"胰"路有医

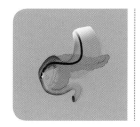

99. 慢性胰腺炎怎么治疗之一：戒烟酒、合理服药与饮食

（1）戒烟戒酒：烟酒和慢性胰腺炎疼痛症状有一定的相关性，而且吸烟也跟胰管结石的形成有关。

（2）止痛药的使用：慢性胰腺炎很普遍的症状就是腹痛，一般为了预防餐后诱发的慢性胰腺炎腹痛，在餐前可以口服非麻醉类的药物以达到镇痛的效果。

（3）内外分泌不足的治疗：随着慢性胰腺炎的进展，越来越多的胰腺组织纤维化，致使胰腺内外分泌不足，比如消化酶的不足会引起消化不良的问题。在这个阶段为了弥补胰酶的不足，我们治疗需要补充胰酶（详见科普点"胰酶制剂怎么用更有效啊"）。

（4）饮食方面：主要目标是防止营养不良和营养缺乏；维持正常的血糖水平；预防或者控制与慢性胰腺炎相关的疾病，诸如糖尿病和肾病等；防止慢性胰腺炎急性发作。因此，慢性胰腺炎的患者需要吃营养丰富的食物，诸如水果、蔬菜、谷物、低脂牛奶和瘦肉等。要忌烟酒、忌油炸食品。

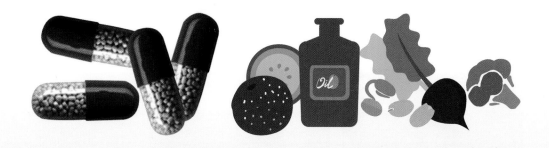

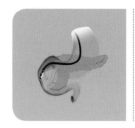

100. 慢性胰腺炎怎么治疗之二：内镜治疗

近些年来，内镜技术有了很大的发展。可以内镜下胰管取石，可以内镜下给胰管内放支撑架促进胰液的排放。当慢性胰腺炎后期引起胆道梗阻的时候，可以通过内镜下放入胆管支架保证胆汁的有效排出。

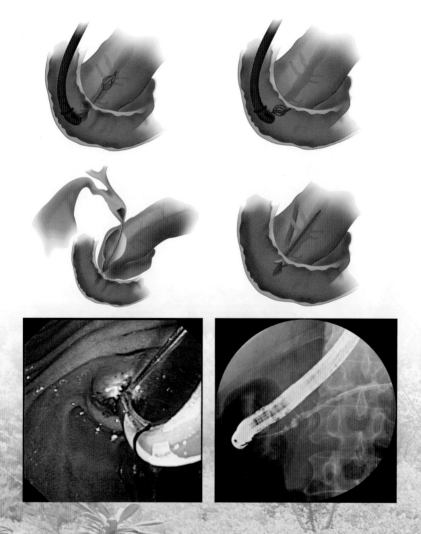

"胰"路有医

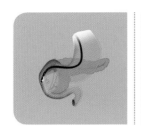

101. 慢性胰腺炎怎么治疗之三：外科治疗

适应证：保守治疗或内镜治疗疗效差者；出现并发症或内镜不适合处理或难以处理者，如胆道梗阻、十二指肠梗阻、胰源性门脉高压、胰瘘、假性动脉瘤和胰源性腹水等；另外，需要强调的是，出现癌变迹象、已经发生了癌变或无法排除癌变者，一定要首选手术治疗。

手术方式主要有：

（1）胰管空肠吻合：将胰管纵行切开和空肠吻合起来，这样可以充分引流胰液，从而缓解慢性胰腺炎疼痛的问题。这个术式的优点在于完整地保留胰腺，因此，对胰腺的内外分泌功能影响较小。

（2）胰十二指肠切除：一部分慢性胰腺炎患者，胰头部的胰腺纤维化会引起胆道甚至胃肠道的梗阻，也有的慢性胰腺炎患者胰头处的胰管处会有比较多的胰管结石引起顽固性腹痛，这些患者就需要考虑行胰十二指肠切除。

（3）胰体尾切除：胰体尾切除适用于表现为弥漫性胰腺实质病变的患者，这些患者胰管并不扩张。

（4）腹腔神经阻断：主要针对进展时间比较久的慢性胰腺炎患者，药物治疗疼痛的效果比较差的时候可以考虑行腹腔神经阻滞。

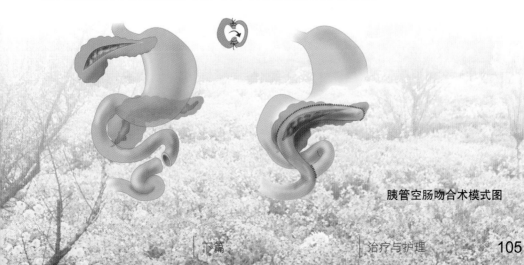

胰管空肠吻合术模式图

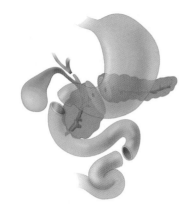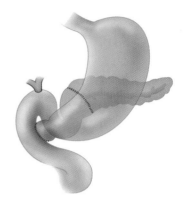

胰十二指肠切除术模式图

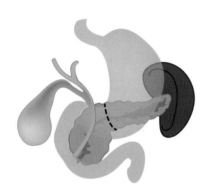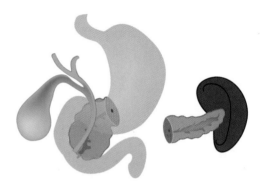

胰体尾切除术模式图

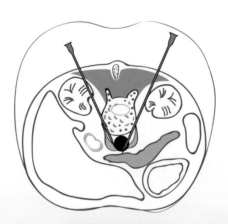

腹腔神经阻断模式图

"胰" 路有医

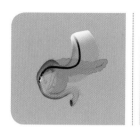

102. 胰腺神经内分泌瘤需要手术吗

所有的胰腺神经内分泌瘤均具有恶性倾向，手术切除是治疗胰腺神经内分泌肿瘤的最主要方式。对于功能性肿瘤，手术切除可达到控制症状的作用。对于非功能性肿瘤，手术切除也同样是最主要的治疗方式。

对于直径<2 cm无症状的低级别无功能胰腺神经内分泌瘤，密切随访观察也是安全可行的。即使是晚期肿瘤，手术切除所有可见病灶甚至姑息性手术也可以改善部分患者预后。目前认为，胰腺神经内分泌肿瘤的治疗，应采取以手术为中心的多学科综合治疗，因此，更强调多学科合作的重要性。

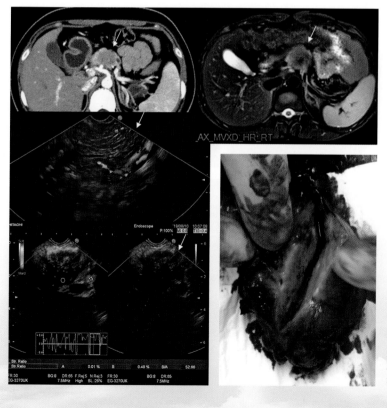

洪某某，女，34岁，体检发现胰腺占位2周，血糖及CA19-9正常；术后病理：胰腺神经内分泌瘤，侵犯神经

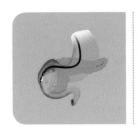

103. 胰腺实性假乳头状瘤需要手术吗

胰腺实性假乳头状瘤（SPT）是低度恶性的肿瘤，手术切除是本病目前唯一有效的治疗方法，切除率高。

很多胰腺实性假乳头状瘤虽体积较大，但极少侵犯邻近组织器官或血管，且对瘤周血管多为压迫和推挤移位，所以肿瘤大小并不是预测可切除性的绝对指标。即使体积很大，甚至影像学检查提示病变与邻近大血管关系密切，也有手术探查的指征。局部浸润、远处肝局限转移及复发性均不应成为手术禁忌证，应积极切除肿瘤、侵犯的组织、器官以及远处转移灶。

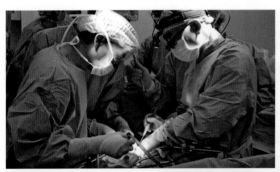
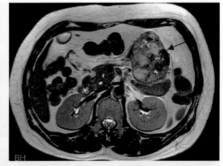
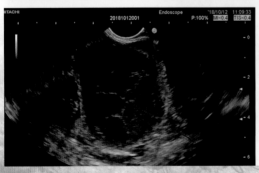
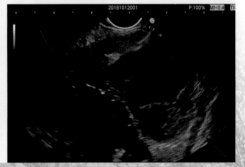

"胰"路有医

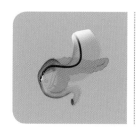

104. 胰腺黏液性囊腺瘤怎么处理

　　胰腺黏液性囊腺瘤（MCN）有着一定的恶变倾向，因此，在排除禁忌后均建议手术切除。而不适宜手术的患者可行超声内镜引导下注射消融术、放化疗等。

　　胰腺黏液性囊腺瘤有时很难与是否发生了癌变及其他胰腺囊性占位鉴别。目前，相关鉴别主要依赖于多种检查的结合，包括血清学标志物、CT和磁共振等。近年来，超声内镜的应用备受青睐，其不仅能够镜下直视病灶，对囊内容物行抽吸、后期行囊液检测，还可对瘤壁进行活检，与其他检查方式优势互补，极大地提高了胰腺黏液性囊腺瘤诊断的准确性。

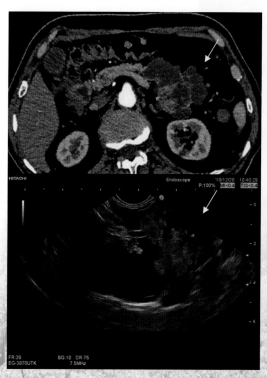
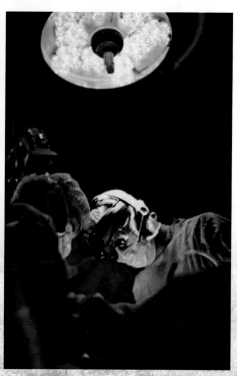

涂某某，男，82岁，血糖异常一年；术后病理：黏液性囊腺癌

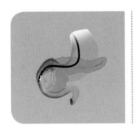

105. 胰腺浆液性囊腺瘤怎么处理

　　胰腺浆液性囊腺瘤的具体处理主要取决于肿瘤的大小，目前根据指南来说，当肿瘤大小 < 6 cm，可以定期随访观察，但是若出现以下危险因素亦应行手术治疗：① 相关症状（如腹痛、肿块压迫、黄疸、呕吐等）；② 肿瘤位于胰头部；③ 无法完全排除恶变；④ 出现侵袭性表现，如肿瘤侵犯周围组织（血管、胰周淋巴结等）。如为浆液性囊腺癌则需手术治疗，术后仍可长期生存。

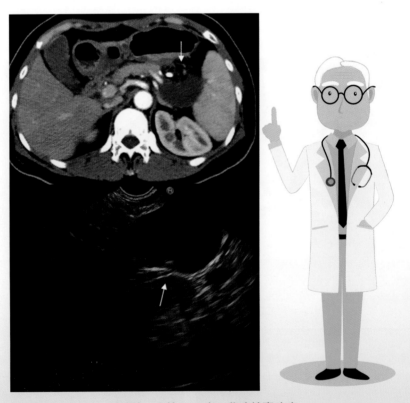

彭某某，女性，54岁，浆液性囊腺瘤

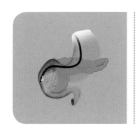

106. 胰腺导管内乳头状黏液瘤怎么处理啊

对于主胰管型或混合型胰腺导管内乳头状黏液瘤（IPMN）患者应及早手术治疗，而对于分支胰管型IPMN患者内径≤3 cm的患者可密切观察，前提是可排除癌变。内径大于30 mm的患者，若有恶变倾向，应积极采取手术切除。主胰管扩张5～9 mm的患者如合并其他危险因素，根据情况亦可积极手术治疗。对于浸润型IPMN、肿瘤侵犯相邻器官并伴有淋巴结转移者，可根据术中冰冻切片确定手术方式及切除范围，术后制定配套的化疗方案。

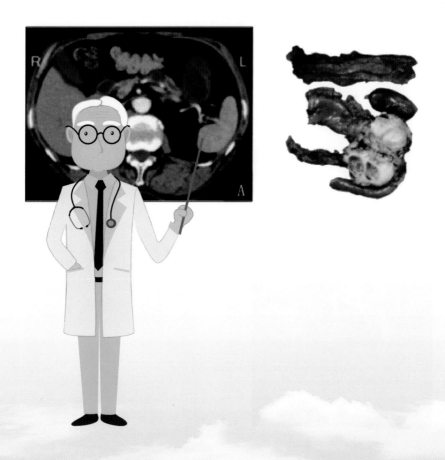

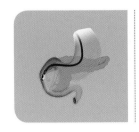

107. 胰腺癌的治疗方法

目前来说，手术仍是"治愈"胰腺癌的唯一希望。手术后，部分可以耐受化疗的患者在经过 FOLFIRINOX 或以吉西他滨为基础的化疗，其生存期的延长较为可观。但由于胰腺癌发病的隐匿性，大多数患者在发现胰腺癌时，往往已经失去了手术根治的机会。对于这部分患者，行新辅助化疗可以使其中一部分人的肿瘤缩小或转移灶消失，从而创造行根治性手术的机会。而对于那些无法行根治性手术或新辅助化疗的患者，在能耐受化疗的前提下，化疗也可以使其部分获益。

此外，国内外已有许多医疗机构开始开展化疗结合靶向药物或免疫治疗、针对一些其他位点展开的二线药物治疗等方案的临床研究。其中部分已开展三期临床试验。希望在不久的将来，胰腺癌的治疗中能够出现更加长足的进步，使患者不再谈癌色变。

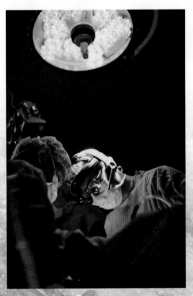

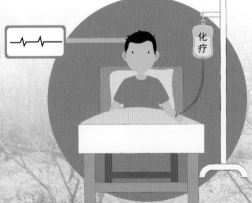

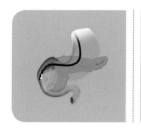

108. 常见胰腺手术的手术方式：胰十二指肠切除术

胰腺外科手术中，胰十二指肠切除术（Pancreatoduodenectomy，PD）是切除胰腺头部、壶腹部肿瘤的主要手术方式，也用来治疗胰腺、十二指肠创伤或慢性胰腺炎。美国医生 Allen Whipple 自1935年开始钻研此项手术技术，不断加以改良，最终演化为今天胰腺外科最常用的标准手术方式之一，因此 PD 也常被称为 Whipple 术。

胰腺位置很深，而且毗邻重要血管，是普通外科中难度最大、风险最高的手术。虽然听起来 PD 好像只是将胰腺和十二指肠进行切除，但是由于胰腺头部和十二指肠区域与周围的消化系统脏器血供的联系非常紧密，唇亡齿寒，为了切除胰腺头部和十二指肠，外科医生还需将部分近端小肠、胆囊和部分胃切除。

事实上切除手术完毕后，手术才完成一半，外科医生还需要进行消化道的重建。重建包括胰肠、胆肠、胃肠的消化道重建。

PD 是胰头肿瘤的基本术式，对于恶性肿瘤，为了提高远期疗效，还会合并淋巴结清扫、神经丛切除或血管切除等手术。可见 PD 手术复杂，技术难度高，甚至有人奉其为普外科手术的"珠穆朗玛"。

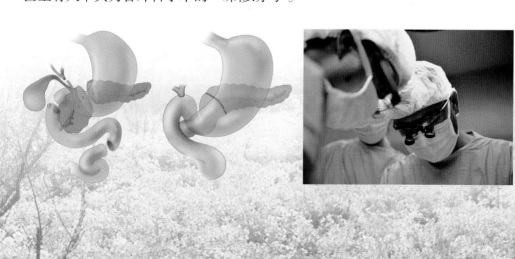

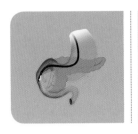

109. 常见胰腺手术的手术方式：胰体尾切除术

胰体尾切除术（Distal pancreatectomy，DP）常被用来切除位于胰腺体或胰腺尾部的肿瘤。胰体尾部的恶性肿瘤预后不佳，手术切除是提高生存率的主要手段。慢性胰腺炎、胰腺假性囊肿或胰腺外伤也会根据实际情况选择DP。

由于脾脏紧挨胰腺尾部，发生恶性肿瘤时脾脏的血管、脾门部位的淋巴结常遭受侵犯，因此在切除远端胰体尾部肿瘤的同时，通常还会联合脾脏切除。仅有少数良性肿瘤在评估血管走行、肿瘤位置大小后可以考虑保留脾脏。

DP与PD不同，DP中胰腺头部结构得以保留，通常不涉及消化道重建，因此手术时间较短，术后恢复也会较快。

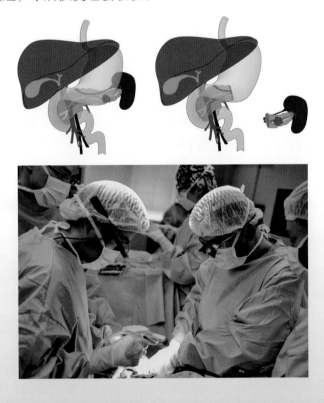

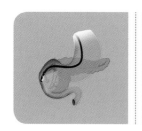

110. 常见胰腺手术的手术方式：改良Appleby术

Appleby手术是1953年由加拿大外科医生Lyon H. Appleby提出的一种手术方式。其最初的目的是对胃癌进行彻底的淋巴结清扫，特别是腹腔干周围淋巴结的清扫，具体操作为在根部切断腹腔干，将胃连同胰体尾部、脾以及周围淋巴结一起切除。这样一来，一些胰体尾部的癌症也可以通过Appleby手术进行切除。胰体尾部癌症状出现较其他部位癌症晚，常在发现时已经侵犯了血管，因此，切除率不高。总体而言，Appleby手术指征须严格把握，术后并发症很多，术前评估应相当慎重。

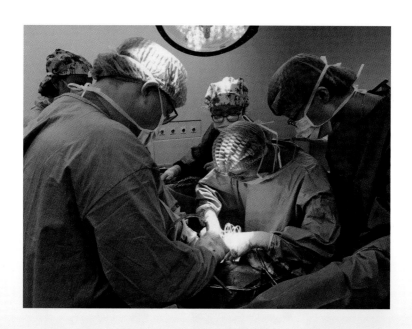

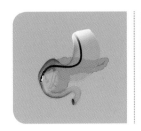

111. 常见胰腺手术的手术方式：全胰切除

全胰切除术，顾名思义，手术中会将胰腺全部切除，是一种扩大的胰腺癌切除术，其切除范围通常包括部分胃、胆囊、胆管、十二指肠、部分小肠以及全部胰腺。医生常会根据具体情况，选择是否施行全胰切除。

相较于仅切除部分胰腺的胰腺术式，全胰切除术后会带来一个新问题——术后代谢障碍。胰腺分泌多种消化酶，帮助消化系统分解吸收蛋白质、淀粉以及脂肪，全胰切除后，没有了这些消化酶的帮助，人体对很多物质就没有办法很好地吸收了，出现脂肪泻、消化不良等症状，需要通过口服消化酶制剂来补充消化酶。胰腺除了分泌消化酶外，还具有内分泌功能，分泌胰岛素以及胰高血糖素。这两种激素对于人体血糖的稳态非常重要。

全胰切除后，失去了自行分泌胰岛素与胰高血糖素的能力，血糖的管理变得非常困难。与通常的糖尿病相比，因为失去了胰高血糖素的缓冲作用，胰岛素的安全剂量范围变窄，因此，患者以及家属在术前需要对全胰切除术后的代谢障碍有充分的理解，术后愿意配合进行血糖管理。

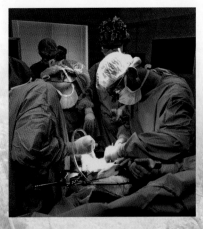
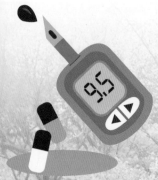

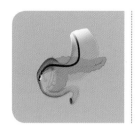

112. 常见胰腺手术的手术方式：保留器官功能的胰腺切除术

随着影像技术的发展，胰腺良性或低度恶性的肿瘤发现逐渐增加。在切除病灶的前提下，为了尽可能保留正常胰腺组织和周围脏器功能，可以采用保留器官功能的胰腺切除术来进行治疗。胰腺局部切除术涵盖范围较广，根据所需切除部位，可以分为肿瘤局部剜除术（俗称：局部切除术）、保留十二指肠的胰头切除术、胰腺中段切除术和保留脾脏的胰体尾切除术等。

这些手术的共同点是在保证病灶切除的前提下，尽可能地维护了胰腺以及周围脏器的解剖结构完整性与脏器功能。与标准的胰腺切除术相比，具有不少优势：手术范围小；手术时间缩短；多能保留原始胃肠道解剖结构并可保留部分胰腺分泌功能。近年来，随着微创技术的发展，腹腔镜与机器人技术广泛应用于此类手术中，创伤进一步缩小，让患者获得理想疗效。

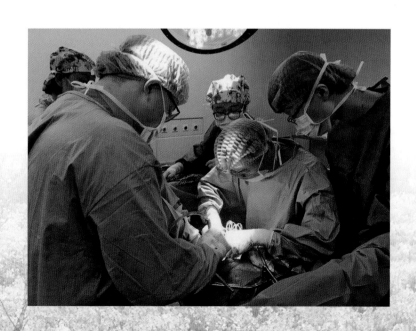

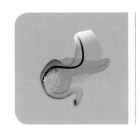

113. 腹腔镜胰腺手术是什么

腹腔镜胰腺手术最早由Meyer在1972年首次实行，但因胰腺为腹膜后器官，其解剖结构复杂及术后并发症较多，外科难度风险极高导致了该术式发展缓慢。随着医疗水平发展，腹腔镜胰腺手术渐渐适用于各类胰腺外科疾病。一般通过在腹部打5～6个Trocar孔建立气腹的方式达到术野的暴露，从而进行腹腔镜手术，这一术式代替了传统开腹手术需要大切口的暴露手术视野的手术方式。与传统手术相比，术野清晰，手术创伤更小，术中出血更少，术后疼痛较轻，住院周期减短，亦可达到开腹手术的手术目的。

不过，并不是每位胰腺外科病人都能施行腹腔镜胰腺手术，例如既往有上腹部手术史；急性胰腺炎发作期；胰腺恶性肿瘤对其周围组织或重要血管粘连侵犯，手术可能造成周围组织及重要血管的损伤；腹腔内重要血管（腹腔干、肠系膜上动脉、门静脉等）或邻近器官肿瘤侵犯；心肺等其他重要脏器功能障碍，难以耐受手术治疗。

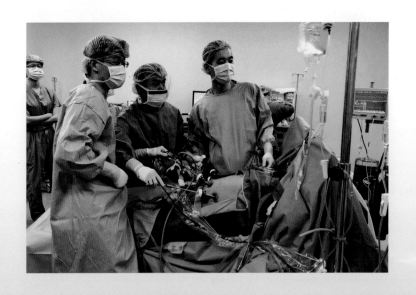

"胰"路有医

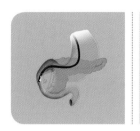

114. 胰腺机器人手术是什么，有什么优势

很多患者都误以为机器人手术是机器人在做手术，实际上手术还是医生在做，机器人只是辅助系统。机器人手术系统由三部分组成：主刀医生所在的控制台通过"指环手柄"操作机械臂系统；机械臂系统则在患者旁边，通过医生操控机械臂来完成各种动作；助手医生则在患者旁边更换器械或暴露视野，协助主刀医生完成手术。

机器人手术系统特有的3D成像镜头，可10倍放大手术视野，三维立体的视野使得解剖结构更清晰还原，可提高手术精准度。简单来说，达芬奇手术机器人可以模仿外科医生的手部精细动作，通过机器人来实现精确微创手术（Minimally invasively surgery），最大程度地减轻手术患者因手术创伤而引起的痛苦，并减少相应恢复时间和住院成本。

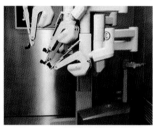

机械手　　　　　　　主控台

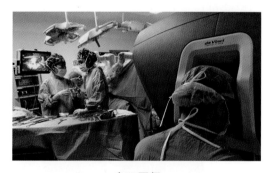

主刀医师

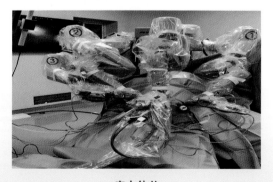

病人体位

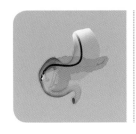

115. 胰腺手术安全吗，都有哪些风险

　　胰腺手术操作复杂、涉及较多组织器官。对手术来说，最大的风险就是胰腺手术并发症。因为胰腺手术的特殊性，其术后并发症的发生率和病死率都比较高，故对大多数外科中心来说，胰腺手术是高风险手术。

　　术后常见并发症包括胰瘘、胆瘘、乳糜瘘、术后出血、腹腔感染、胃排空延迟等。但是，事实上随着胰腺大型综合诊治中心的发展，标准化的手术流程及围手术期管理使得胰腺手术的死亡率和并发症发生率均显著降低。具体每个并发症可详见相关章节。

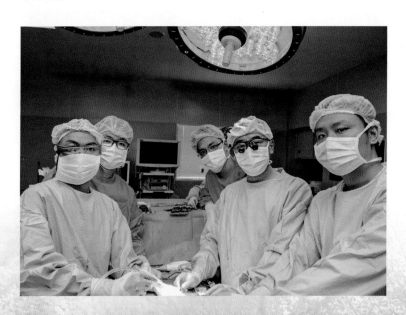

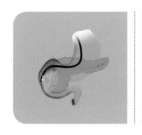

116. 胰腺手术后在住院期间要注意什么

患者手术完成回到病房时需注意以下几个方面：

（1）管子的护理：① 胃管主要作用是引流胃内的消化液，预防呕吐，如果术后每天的引流液不多，可待肠道功能恢复后(排气)拔除；② 尿管通常在术后第2～3天经过排尿锻炼恢复后可拔除；③ 腹腔会留置2～3根引流管以利于腹腔内积液流出，请每天记录引流量和颜色，由医生评估后拔除；④ 在颈部、锁骨或股静脉处会有一根深静脉穿刺管，用于术后输液和给予各种药物，经医生评估后可予拔除。

（2）恢复锻炼：① 建议患者早期下地活动，一般建议在术后第2～3天可开始，逐渐增加活动量，可以改善循环，预防深静脉血栓，促进胃肠道功能恢复；② 患者主动咳嗽和深呼吸的锻炼，配合使用雾化吸入，以预防肺不张和肺部感染。

（3）紧急情况：如果出现下述情况需及时联系医生或护士。① 寒战或高热，如体温超过38.5℃；② 切口红肿或有脓性液体渗出；③ 引流管有血性液体改变或引流量增加时；④ 腹痛加重或出现新的疼痛症状；⑤ 其他新发或不能解释的不适症状。

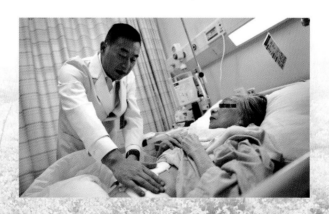

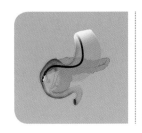

117. 胰腺手术出院后需要注意什么

胰腺手术出院后需要注意：

（1）胰腺手术可能涉及消化道的重建，因此，出院后饮食特别需要注意，少食多餐，无需担心体重恢复慢，需保证每日营养均衡。

（2）应戒烟酒，忌咖啡等功能性饮料，杜绝酸辣等刺激性食物。细嚼慢咽，吃清淡易消化的食物。不可饱食、食用质硬食物，油脂类摄入量要加以限制。

（3）适当体育锻炼可帮助恢复体力和改善症状，在进行剧烈运动之前请咨询医生，在锻炼时不要过度，生活有规律，保证充足的休息和睡眠。

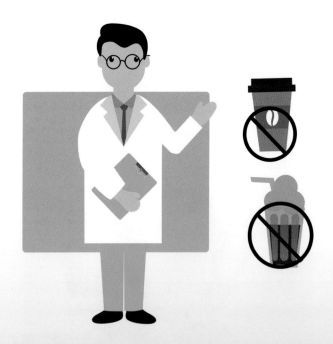

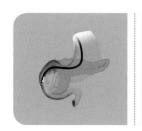

118. 胰腺手术后怎么吃饭啊，还需要吃什么药吗

以胰腺外科最常见的胰十二指肠切除手术为例：胰十二指肠切除术需"四切三吻"，需要行胰肠吻合、胆肠吻合、胃肠吻合，三个吻合口生长需要一定时间，术后需要一定时间的禁食状态。

一般患者术后2～3天胃肠道蠕动恢复，排气后，可以进食少量水，无腹痛不适逐渐转为无油的流质饮食，如藕粉、米汤、果蔬汁等食物。流质饮食无不适后慢慢转为低脂半流质饮食或低脂普食，如粥、烂糊面、小馄饨等易消化的食物，饮食原则上少量多餐，少油多蛋白。

每日可进食数餐，切忌因术后饥饿感暴饮暴食。额外可添加如安素、愈素及蛋白粉等加强营养。此时建议患者术后1～3月内以半流质为主。因为术中胰腺有切除，可存在外分泌不足的情况，此时则需辅助消化的药物如胰酶片、复合消化酶制剂等（以得每通为例，用法见科普点"胰酶制剂怎么服用更有效啊"）。待正常饮食无不适，则逐渐恢复正常饮食结构。

术后的半年至一年内，主要以低脂高蛋白饮食为主，一般说来，动物性食品，如瘦肉、奶、蛋，鱼中的蛋白质都含有8种必需氨基酸，含量也比较多，各种氨基酸的比例恰当，生物特性与人体接近，即与人体蛋白质构造很相似，容易被人体消化吸收。植物性食品中，只有大豆、芝麻和葵花子中的蛋白质为优质蛋白质，其余的如米，所含蛋白质多为不完全蛋白质。避免肥肉、动物内脏、油腻食物。

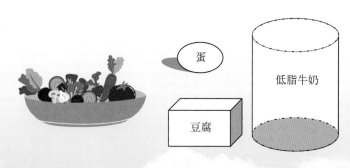

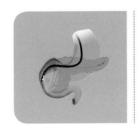

119. 胰腺手术肚子上留着好几根管子是干什么的

根据手术部位的不同、手术中情况的不同，术中关腹前可能放置一至多根腹腔引流管，能够起到以下作用：

（1）观察：手术后医生和患者最关心的莫过于围术期并发症，其一为出血（各类腹腔手术均有），其二为胰瘘、胆瘘（胰腺手术发生率较其他手术高）。那么如何及时发现上述情况的发生呢？主要是通过观察引流液体的性状和量：一般为血性（术后当日至2～3日）或淡血性浆液性液体，并非引流管液体"有些红"即意味着腹腔出血。但一旦发现有出血或瘘的征兆，便于医生及时处理，避免延误病情。

（2）引流：术中对手术区域加以冲洗并应用吸引器及纱布吸尽液体，但仍存在少量液体积聚于腹腔内，且术区常有组织渗出液，借以引流管排出体外。

（3）冲洗：一旦发现胰瘘、胆瘘、出血等情况，引流管摇身一变成为冲洗管，持续冲洗为术区创造更好的愈合环境。

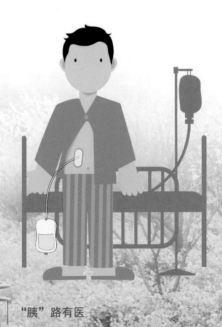

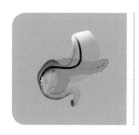

120. 手术后带着管子出院可以吗

在经过医生围术期观察，认为出血、瘘的风险较低，但又不适合立刻拔除引流管的患者，带管出院的风险并不高，这也是许多发达国家医院的一项常规操作，患者术后一周无上述风险即带管出院。

但带管出院的患者有以下注意点：

（1）每天定时记录引流液的量和性质。

（2）如引流液体性质发生巨大变化：大量暗红色液体、牛奶状或"胆汁样"液体等情况，请及时就医。

（3）如突然腹痛、高烧、生命体征不稳定（晕倒、低血压等），及时前往就近医院就医。

（4）日常注意清洁卫生及护理，避免拉扯引流管导致松脱。

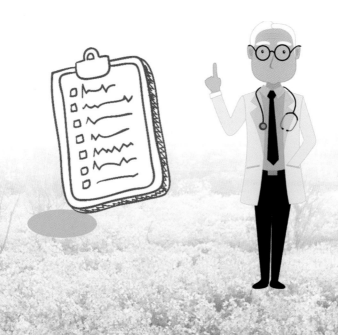

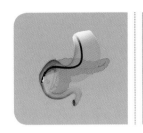

121. 胰腺癌诊疗的难点在哪里

胰腺癌作为"癌中之王",其特点在于隐匿性强、恶性程度高、复发风险高,导致预后较差。患者往往在有上腹痛、后背及腰痛甚至黄疸后才前往医院诊治,在没有高分辨率CT或MRI等完善检查的情况下又常常当作"胃病",吃吃药就行,当真正前往胰腺专科就诊时,疾病已处于中晚期甚至转移,贻误治疗时机。

建议患者在诊疗时完成高分辨率CT或MRI及消化道肿瘤指标(如CA19-9等)等检查,排除重大疾病的可能。针对高风险人群或疑诊、不能确诊者,最好至有经验的大型胰腺病中心就诊。

如能够早期明确诊断进行手术治疗,患者生存的时间可延长及生命质量能够显著提高。

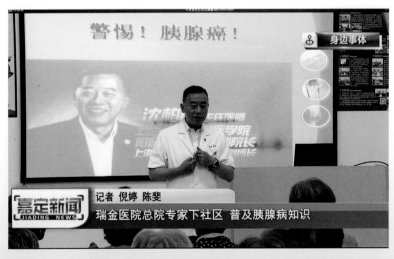

(选自2018年6月29日上海嘉定电视台新闻报道截图)

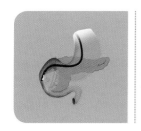

122. 胰瘘是什么意思，它很可怕吗

胰瘘是指胰腺手术后的胰腺导管上皮与其他上皮表面形成异常通道，胰腺富含酶类的液体从该异常通道漏出。

一般认为，在术后≥3天任意量的引流液中淀粉酶浓度高于正常血清淀粉酶上限3倍以上，并有相应临床表现，即可诊断为胰瘘。

胰瘘是胰腺术后常见的并发症之一，发生率较高（3%～45%）。但是，大部分胰瘘都能自行缓解，只有个别病例可导致腹腔内感染、出血及脓毒症等一系列并发症，如果病情发生发展迅猛容易导致患者术后死亡。

因此，胰腺疾病往往需要至各专业齐全、各学科协同作战的大型胰腺病中心诊疗。胰腺疾病手术需要的，不仅仅是手术经验丰富的专家，更是处理术后并发症经验丰富的专业团队。

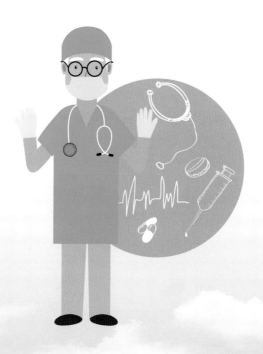

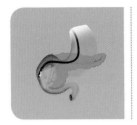

123. 哪些病人容易发生胰瘘

胰瘘的预后与一系列因素有关：

（1）手术方式：用于根治胰头癌的胰十二指肠切除术，因其术后发生的胰瘘存在胰液和消化液的漏出，属于混合瘘，胰瘘的后果一般较严重；而用于根治胰体尾癌的远端胰腺切除术，其术后发生的胰瘘，大多仅有胰液漏出，属于单纯瘘，预后相对较好。

（2）胰腺质地：目前公认，胰腺质地柔软、胰管直径细（<5 mm）、高危病理类型均是导致胰瘘易发的原因。造成容易发生胰瘘的原因可能是这些胰腺"性质"将会影响胰肠吻合口的吻合质量，导致胰液不容易从正常的胰管通道排出。另外，手术本身困难导致的手术时间长、出血量多、术中胰腺实质的水肿炎症等也是诱发胰瘘的原因。

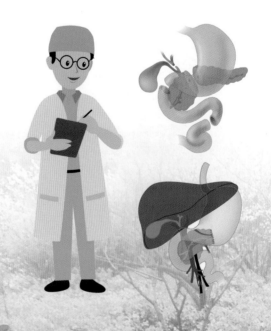

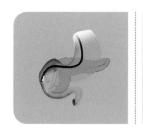

124. 怎么判断胰瘘严重程度

胰瘘的严重程度，按照危险程度可分为低危（A）、中危（B）、高危（C）三个等级。

A级胰瘘又称为生化漏，仅出现术后3天血清淀粉酶升高3倍，无其他临床表现，常规治疗即可。

当胰瘘持续引流≥3周仍不能缓解，腹腔积液导致患者出现发热感染等相应临床症状时，即称为B级胰瘘。此时除常规胰瘘治疗以外，对腹腔内积液需经皮穿刺或内镜治疗等针对性干预。如有出血可能，应行血管造影寻找出血点止血干预。

当上述治疗仍无法纠正胰瘘，需要再次手术或进展至患者出现器官衰竭甚至死亡等严重结局时，即被称为C级胰瘘。

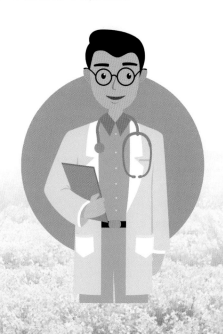

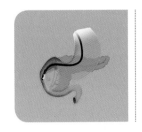

125. 有什么办法可以预防胰瘘

胰腺手术后，都有可能发生胰瘘，现今医疗手段能做的是，尽可能减少发生的例数、减轻发生的程度、加快愈合时间。具体措施包括：

手术前，要改善患者营养状况，纠正既有的贫血和低蛋白血症。

手术中，要保证胰腺—消化道吻合口的质量。

手术后，推荐使用生长抑素类药物，并常规放置胰周引流。如术后患者体温及各项生化指标均正常，无生化瘘，腹部影像学检查结果显示胰腺周围无积液，应尽早拔除引流管。

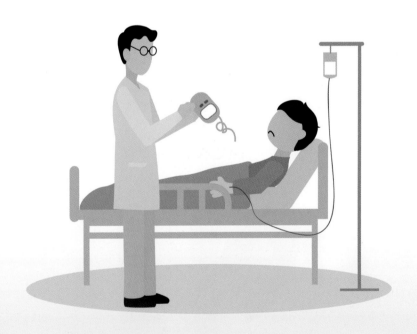

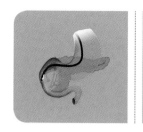

126. 发生胰瘘以后该怎么治疗

首先是要保证引流通畅；如引流不畅时应通过CT引导下穿刺引流。

其次是要控制感染，先按经验使用广谱抗生素，并留取引流液做培养，根据药敏试验结果调整抗生素的使用。

再次是保证充足的营养支持以促进胰瘘愈合，并重视血糖的控制，纠正低蛋白血症和贫血，维持水电解质平衡。

当上述非手术治疗手段均示无效后，应考虑手术治疗。

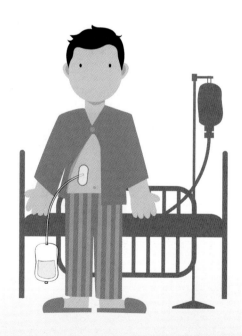

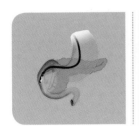

127. 胆瘘是什么意思

胆瘘是指胰腺术后胆汁通过胆道系统的破口或胆肠吻合口流出胆道系统至腹腔或体外的病理过程。

临床上有腹膜刺激征、重度感染症状，白细胞计数、血清结合胆红素增高，电解质紊乱、酸碱失衡及低蛋白血症等，影像学检查结果提示腹腔胆肠吻合口附近局限性积液。

确诊方法是诊断性腹腔穿刺，如抽取出胆汁即可确诊。

一般胰腺术后胆瘘发生率相对较低。胆漏量小且短暂者，一般无明显症状；胆漏量大且无有效腹腔引流者，可出现局限性、弥散性腹膜炎症状和体征，如腹痛、腹胀、发热及腹部压痛、反跳痛、肌紧张等，甚至休克。

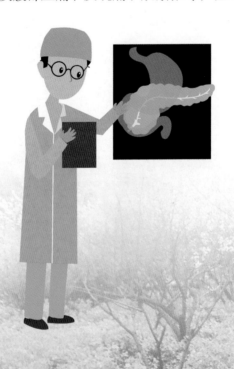

　　　"胰"路有医

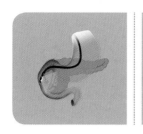

128. 胆瘘该怎么预防和治疗

（1）预防：预防较为困难，一般和胆瘘相关的预后因素包括：男性、肥胖、胆管直径 ≤ 5 mm、肝硬化、低蛋白血症、贫血、高血糖、高血压等因素。

在手术中要确切地实行黏膜对黏膜的胆肠吻合术，确保胆管断端的良好血供，缝合针距要合理避免吻合口张力。

此外，T管留置、缝线改进、有效的引流管放置在理论上均有一定程度减少胆瘘发生率的可能。

（2）治疗：常规治疗包括抗感染、营养支持、维持水电解质和酸碱平衡。再通过有效的腹腔引流，部分胆瘘可自愈。

如引流不通畅，需要通过介入手段行穿刺引流，也可通过内镜、经皮穿刺胆道置管等方法进行引流。

当常规治疗和介入治疗无效，病情恶化时，需要再次开腹手术清洗腹腔胆汁，建立充分的外引流并适当修补漏口。

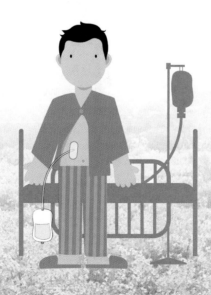

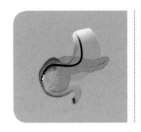

129. 乳糜瘘是什么意思, 有什么后果

乳糜瘘属于胰腺手术的常见并发症。一般在手术后≥3天, 从引流管、引流管口或伤口引出乳糜液体, 无论引流量多少, 三酰甘油浓度 > 1 100 mg/L (1.2 mmol/L) 即可诊断为乳糜瘘。

根据临床表现、治疗策略和住院时间可分为三级。

A级: 多为自限性, 不需特殊处理或仅需限制饮食, 不延长住院时间。

B级: 通常需要以下治疗之一, 限制肠内营养或全肠外营养, 需长时间保留外引流管或经皮穿刺引流, 生长抑素类药物治疗。

C级: 症状严重, 需要介入、手术等侵入性治疗, 或需转入重症监护室治疗, 甚至导致死亡。

若B级乳糜瘘再入院需介入、手术等侵入性治疗, 也划为C级。

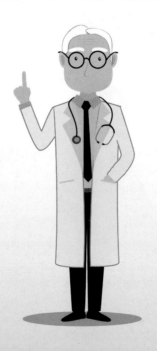

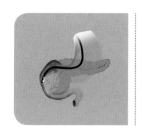

130. 乳糜瘘该怎样预防和治疗

（1）预防：首先，要明确乳糜瘘的高危人群：女性、肿瘤侵犯后腹膜或主要血管者、慢性胰腺炎患者、实行新辅助治疗者等。

其次，手术切除的范围及手术操作与乳糜瘘的发生具有明确联系，科学权衡是否进行扩大淋巴结清扫。

再次，在术后预防方面，术后早期进食可能存在诱发乳糜瘘的风险，但利大于弊，可根据临床实际情况权衡应用。采用合理的预防性抗凝方案也可能降低乳糜瘘的发生风险。

（2）治疗：一是饮食控制，禁食和全肠外营养支持也可有效减少乳糜瘘的量并缩短持续时间。

二是生长抑素类药物治疗，在治疗乳糜瘘方面可能具有一定效果。

三是介入及手术治疗。可选择的有创治疗包括穿刺引流、淋巴管硬化栓塞、腹腔静脉转流手术及淋巴管造影结合手术结扎等方法。

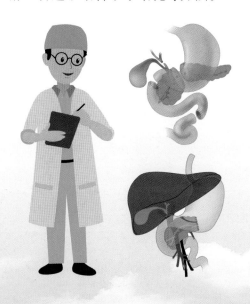

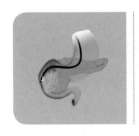

131. 怎么判断和评估术后出血

胰腺手术后发生腹腔内出血，通常表现为腹腔引流管或胃肠管内出现血性引流物，也可表现为便血，伴有心率、血压等生命体征的改变及血红蛋白浓度的下降。

临床上一般从三个方面评估术后出血：出血部位、出血时间和严重程度。

出血部位包括腹腔创面及血管断端破裂出血及消化道内出血。前者表现为腹腔引流管内出现血性引流物，后者表现为胃管、T管或空肠造瘘管内出现血性引流物，也可表现为便血。

出血时间分为术后24小时内的早期出血和术后24小时以后的迟发出血。

严重程度从评估出血量、临床症状及是否需要侵入性治疗分为轻度、中度和重度。

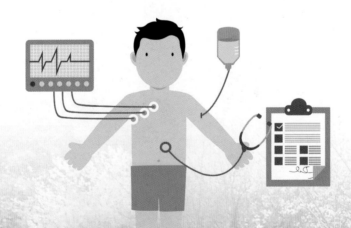

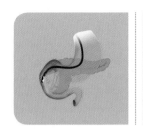

132. 胰腺术后出血有哪些原因呢

首先看一下胰腺及周围解剖结构：胰腺本身及周围血管非常之多，如瓷器店里抓老鼠，手术非常复杂、精细。更困难的是，病灶往往还与邻近血管有粘黏、侵犯。

术后早期出血与手术中止血不确切导致结扎线脱落或患者凝血功能异常有关，精细的术中操作和完善的术前准备是重要的预防措施，术中应确切止血，关腹前仔细检查手术野。

迟发出血多与吻合口漏、腹腔内感染、吻合口溃疡等并发症有关，高质量的消化道重建、通畅的腹腔引流及积极预防消化道溃疡形成是预防迟发性出血的关键。

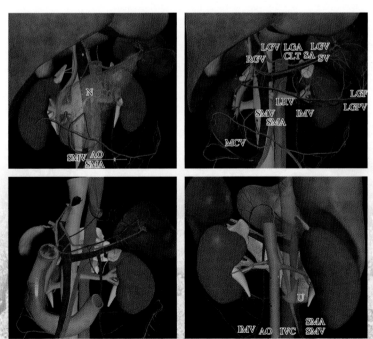

（山东数字人科技股份有限公司授权使用原始3D解剖截图）

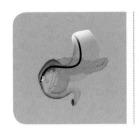

133. 胰腺术后出血该如何预防和治疗啊

　　轻度出血通常无血红蛋白浓度改变，可考虑非手术治疗；中度出血时血红蛋白浓度改变 > 30 g/L，未达到休克状态，需要介入或再次手术治疗及适量输血。重度出血时血红蛋白浓度改变 < 30 g/L，表现为低血容量性休克，需要大量输血、血管介入、内镜或再次手术治疗。

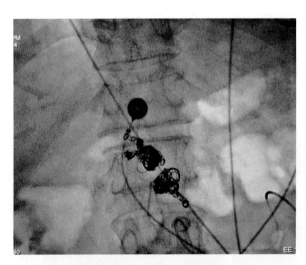

胰腺术后出血的介入栓塞治疗

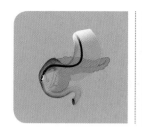

134. 什么是胰腺术后的腹腔感染，如何评估严重程度

腹腔感染多由胰瘘、胆瘘所致。

手术3天后患者出现畏寒、发热、腹胀、肠麻痹等症状，持续24小时以上，化验结果显示白细胞计数明显升高，低蛋白血症和贫血，同时影像学检查如CT可见腹腔内液体积聚，即可基本诊断为腹腔内感染。

诊断明确后，外科医生会对腹腔感染的严重程度进行评估。

风险因素包括：干预滞后（＞24小时），脓毒症或感染性休克，高龄，合并严重的基础疾病，营养状况差，恶性肿瘤，弥漫性腹膜炎，感染无法控制，耐药致病菌感染。

如果存在超过2项及以上风险因素的患者，即可列为危重，意味着容易出现治疗失败和死亡。

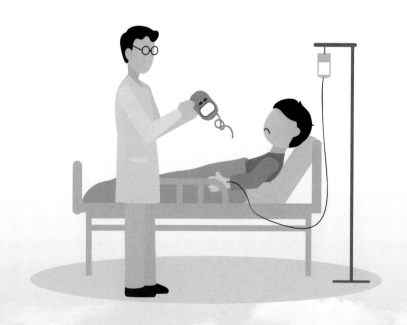

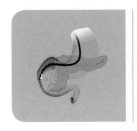

135. 胰腺术后的腹腔感染该怎么治疗

腹腔感染诊断确定后，应尽早在24小时内采取外科手段干预。首选采用超声或CT引导下经皮穿刺置管引流。如果是严重的消化道瘘、吻合口瘘合并弥漫性腹腔内感染，或经穿刺引流效果不佳或保守治疗无效的，应根据患者情况采取开腹手术外引流或造瘘治疗。

与此同时，腹腔感染早期进行积极有效的抗菌治疗对感染的控制同样具有重要意义。初始经验性治疗推荐使用广谱类抗菌药物。如感染持续、加重或复发，可考虑升级抗生素级别或联合用药，并根据细菌药敏试验结果调整敏感抗生素继续抗感染治疗。参考患者的体温、白细胞计数、降钙素原、C反应蛋白、胃肠功能等指标动态监测抗感染治疗效果。

此外，支持治疗包括：建立有效静脉通道，维持水电解质和酸碱平衡、纠正低蛋白血症、纠正贫血、加强营养支持，确保生命体征平稳，均能显著降低腹腔感染造成的死亡风险。

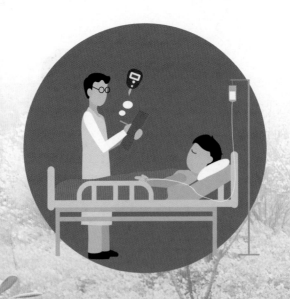

"胰"路有医

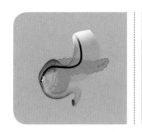

136. 什么是胰腺术后的胃瘫

排除胃肠机械性梗阻等因素、因非胃排空功能减弱原因而置入胃管，同时上消化道造影证实未见胃蠕动波并伴有胃扩张时，出现以下任意一项：需置胃管时间超过3天；或拔管后因呕吐等原因需再次置管；或术后7天仍不能进食固体食物，可诊断为术后胃排空延迟，即所谓胃瘫。

当出现胰瘘、腹腔内感染、出血等并发症时，可能会加重手术区炎症反应，导致继发性胃排空延迟，在治疗上应同时积极防治并发症。

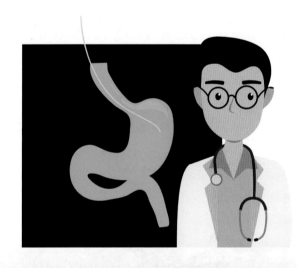

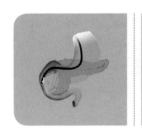

137. 要怎样预防和治疗胃瘫

手术方式可能是影响胃排空延迟的因素。在结肠前的胃肠吻合、毕Ⅱ式吻合术后胃排空延迟的发生率可能较Roux-en-Y吻合、侧—侧吻合、长的胃肠吻合口更低。而采用胰肠吻合或胰胃吻合对胃排空延迟发生率无明显影响。保留胃大部与保留幽门相比，可能降低胃排空延迟的发生率。此外，胰十二指肠切除术后早期给予肠内营养相比全肠外营养可能导致术后胰瘘发生率更高，使得经口进食更慢。

关于治疗，目前对于术后胃瘫尚无成熟的治疗模式和方法。常规治疗包括维持水电解质平衡、营养支持、应用促胃肠动力药物及疏解患者情绪、鼓励患者早期下床活动等。术后早期诊断胃排空延迟、早期补充营养可能会改善预后。

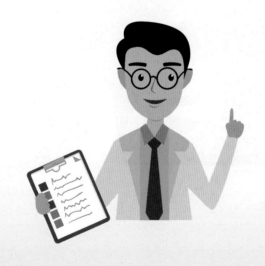

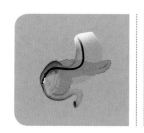

138. 胰腺手术后并发症：糖尿病与脆性糖尿病

所有全胰腺切除的患者都会遗留糖尿病，胰十二指肠切除或者胰远端切除遗留糖尿病者约8%，不少外科病人都会合并有隐性糖尿病。老年患者胰岛功能差，胰腺手术后更容易出现糖尿病，故术后要经常测定血糖和尿糖，及时了解患者的糖代谢情况。此类患者补充胃肠外营养时要酌情给予1U/2～6 g糖不等的胰岛素。

脆性糖尿病又称为不稳定型糖尿病，主要见于1型糖尿病以及某些胰岛功能近乎衰竭的晚期2型糖尿病患者，通常认为是患者胰岛功能完全衰竭所致。由于全胰切除的患者完全依赖外源性胰岛素控制血糖，而后者药代学特点以及调控方面均与生理性胰岛素分泌有显著区别，再加上缺乏有效的辅导调节功能，因此，很容易出现血糖忽高忽低、大幅波动的现象。

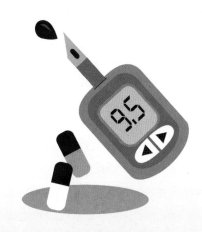

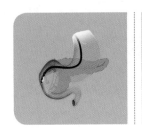

139. 胰腺手术后并发症：腹泻与便秘

患者胰腺疾病术后，因胰腺组织部分切除或者全切，导致各种胰酶分泌不足，形成对蛋白质及脂肪类食物消化不良引起慢性腹泻，外源性补充胰酶有助于缓解症状，平时饮食应以清淡易消化的食物为主。患者平日应注意排便情况，发现腹泻与便秘的症状时，及时与医生联系，遵医嘱服用止泻药或者缓泻药。

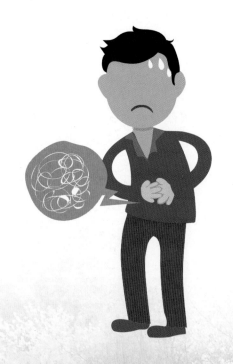

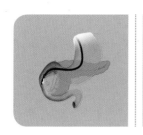

140. 胰腺疾病终末期腹痛腰背痛明显，怎么处理啊

　　胰腺在解剖学上位于人体后腹膜，周围有较多神经分布，胰腺发生肿瘤时极易对周围神经产生压迫或者侵犯周围神经，导致顽固性的疼痛。对于晚期胰腺癌导致的疼痛，可采用世界卫生组织（WHO）推荐的三阶梯疗法，第一阶梯为非阿片类药物，第二阶段为弱阿片类药物，第三阶段为强阿片类药物。同时还可采用椎管内注药、放疗、化疗、激素疗法、超声内镜引导下腹腔神经丛阻滞术（EUS-CPN）或腹腔神经节阻断术（EUS-CPB）及外科手术等止痛方法。

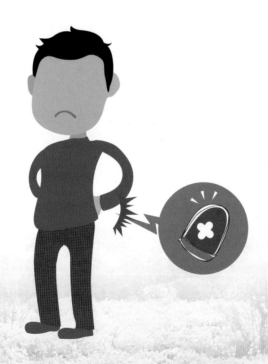

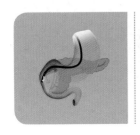

141. 胰腺癌的化疗评估内容主要有哪些

目前的循证医学支持胰腺癌术后第30～60天为化疗的最佳时机，化疗按方案选择的不同一般持续6～8个疗程，期间进行的相关检查主要包括上腹部增强CT、血常规、肝肾功能、电解质、凝血功能、肿瘤指标等，以期为临床医生提供相关证据明确肿瘤进展情况，更方便对患者的身体状态进行监测及化疗剂量的调整。

若患者存在一些特殊情况如白细胞明显下降或肝功能显著异常，则应增加复查频率以及尽早对突发情况采取应对措施。

化疗结束后2年内一般每3个月需要进行一次评估，第2～5年则推荐每6个月进行一次复查，以判断疾病进展。

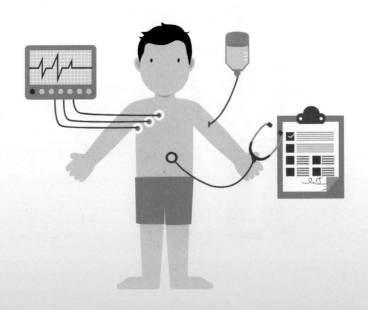

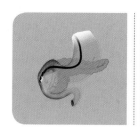

142. 胰腺癌术后的化疗前要做哪些准备

　　胰腺癌术后化疗一般开始于胰腺癌术后1月内，术后化疗之前需完成首次术后随访，血常规、肝肾功能、电解质、血糖、血脂、肿瘤标记物及凝血功能需大致正常，同时腹部增强CT需表明无明显感染、腹水等不适宜化疗的情况。患者化疗之前一般还需具有拔除引流管指征且已拔除所有引流管、所有伤口愈合良好。

　　当然在满足上述生理标准的同时，患者及家属的心理准备也极为关键。对于化疗治疗的疗效、疾病的进展以及化疗不良反应都需要有充分的认识和心理预期，在化疗进行的过程中才不会有消极情绪而影响治疗效果。

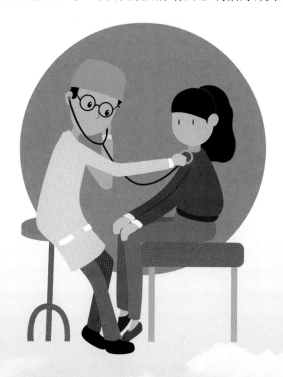

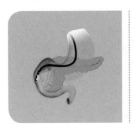

143. 胰腺癌化疗前为什么要检测基因

　　胰腺导管腺癌这个名称也只是从大体病理角度来划分，病理医生肉眼看只能说是看肿瘤的形态学。国际顶尖期刊*Nature*发表了澳大利亚科学家的一项最新研究进展，通过对胰腺癌病人进行全基因组测序以及CNV分析重新定义了胰腺癌突变图谱。研究人员对胰腺导管腺癌（PDAC）患者进行了全基因组测序以及copy number variation（CNV）分析，根据结构变化的模式不同，可将PDAC分为具有潜在临床应用价值的4个亚型：稳定型、局部重排型、零散型和不稳定型。即使是胰腺导管腺癌，也可以区分成不同的4种分子分型。

　　既然同一肿瘤的基因分型可以是多种，那么就要介绍根据基因分型的篮式研究"Basket trial"和伞式研究"Umbrella trial"。2014年，美国癌症研究学会指出，针对精准癌医学的创新性临床试验可分成两大类，一类为"Basket trial"，具体来说，某种靶点明确的药物就是一个篮子，将带有相同靶基因的不同癌症放进一个篮子里进行研究就是篮式研究，"Basket trial"的本质就是一种药物应对不同的肿瘤。"Umbrella trial"，即撑起一把大伞，把具有不同驱动基因的肺癌，如KRAS、EGFR、ALK拢聚在同一把雨伞之下，这把大伞，就是将不同的靶点检测在同一时间里完成，然后根据不同的靶基因分配不同的精准靶药物。简单来说，具有相同某一基因突变的不同肿瘤可以使用同一靶向药，或者是同一种类肿瘤因为突变不同而使用不同的靶向药。

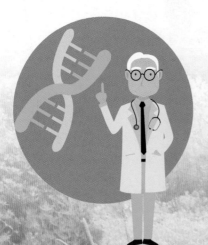

　　综上所述，胰腺患者进行基因检测，可区分患者肿瘤不同分子分型，对于疾病进展，预后判断，化疗药效果预测，以及靶向药物应用都有着指导性的作用。

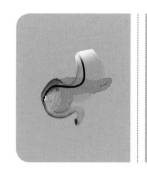

144. 胰腺癌化疗常见有哪些不良反应，出现不良反应后怎么处理（之一：骨髓抑制）

（1）粒细胞减少：主要后果为严重感染的危险性增加。常有骨痛、发热、头痛、腹泻、水肿、呼吸困难等。主要处理包括给予粒细胞集落刺激因子及刺激粒细胞增殖，严重时应暂停化疗及预防性应用抗生素。

（2）血小板减少：容易发生危及生命中枢神经系统出血、胃肠道和呼吸道大出血。主要处理有巨和粒（注射用重组人白细胞介素11）刺激血小板增殖。

（3）红细胞减少：疲劳感、免疫功能缺陷、诱导耐药和肿瘤进展、影响长期生存。主要处理有促红细胞生成素（EPO）并补充铁剂刺激红细胞生成。

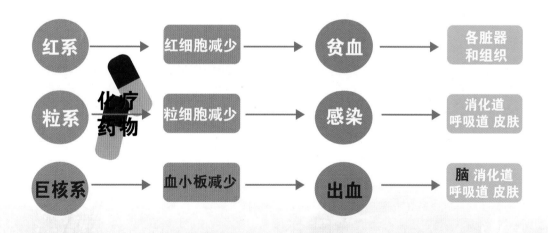

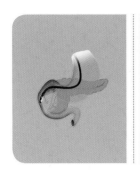

145. 胰腺癌化疗常见有哪些不良反应，出现不良反应后怎么处理（之二：胃肠道反应）

（1）呕吐：此为困扰患者的最大问题之一，70% ~ 80%的患者会发生。具体发生率及严重程度与化疗类型、剂量、方案、联合用药和患者的个体差异有关。

呕吐的类型：① 急性呕吐：化疗后24小时内出现，严重性取决于化疗药物的致吐程度及剂量；② 迟发性呕吐：化疗后24小时以后发生，往往持续2 ~ 4天；③ 预期性呕吐：多由条件反射引起，如以往经历过多个疗程的化疗有过严重呕吐、医院环境、味道、声音等。胃肠道反应明显时化疗前30分钟用止吐药。若反应严重，呕吐频繁，应注意观察有无水电解质紊乱，必要时记出入量。

（2）腹泻和便秘：化疗开始时应预防便秘，由于药物不良反应或止吐药作用，极易造成便秘，严重者可造成肠梗阻。治疗便秘常用药物：杜密克等冲水饮。若无便 > 3天，需予开塞露或灌肠促其排便（一般用肥皂水300 ~ 500 mL）。

引起腹泻的原因是由于其抑制了肠道内数量最大的细菌大肠杆菌的生长，进一步引起那些对于这种药不敏感的细菌的生长，最常见的是难辨梭状芽孢杆菌。常见处理是给予活菌制剂，增加肠道内阴性杆菌的数量，并注意维持水电解质平衡。

（3）口腔黏膜炎、溃疡：

预防与处理：多进食新鲜蔬菜、水果；维生素C、B族维生素；注意口腔卫生：盐水漱口、甲硝唑漱口液。注意观察口腔黏膜变化情况，加强口腔护理，预防感染。

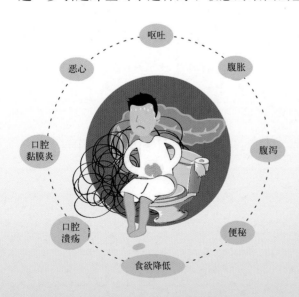

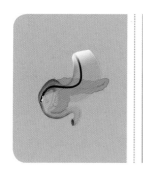

146. 胰腺癌化疗常见有哪些不良反应，出现不良反应后怎么处理（之三：皮肤及附属结构）

全身毒性包括脱发、瘙痒，皮炎和皮肤色素沉着等。

针对脱发，主要是心理治疗，帮助患者知道脱发是非常自然的现象，帮助患者明白化疗停止后自然会长出非常好的头发。化疗开始前最好建议患者理发，短发最好，尽量减少梳头的次数，有人发现化疗期间头部降温会减少脱发，必要时鼓励患者使用帽子、假发套，增强自信心。

对于皮炎及皮肤色素沉着，一般无需特殊处理，必要时至皮肤科就诊，服用抗过敏药物并局部使用外用药剂。

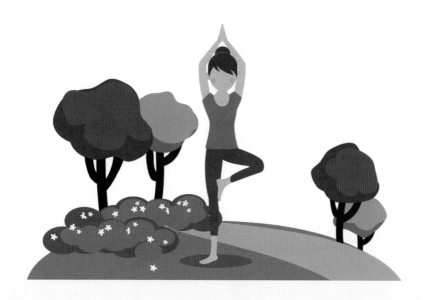

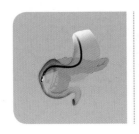

147. 化疗后的发热反应是什么

化疗后发热的原因较为复杂，主要分为感染性发热、非感染性发热和缺粒细胞性发热三大类。

感染性发热多是由于疾病导致患者抵抗力下降所致，而化疗药物的使用进一步削弱了免疫力，常伴有白细胞的明显升高，可进行药敏试验并针对病原菌选择特异性的抗菌药物尽快控制感染。

非感染性发热主要指肿瘤和一些药物引起的发热。肿瘤组织坏死后被人体吸收所致的发热即为肿瘤热，这类发热可用退热药物，但发热较易反复，只有明确控制肿瘤后才能较好达到降温效果。药物热是由于某些特定药物包括部分化疗药物使用引起的发热，一般使用解热镇痛药即可控制体温。

缺粒细胞性发热是化疗患者白细胞减少时期的常见不良反应，中性粒细胞低于 0.5×10^9 的患者几乎都会出现发热反应。此时应及时使用升白药，并加强营养，注意休息，避免户外活动以减少感染机会。

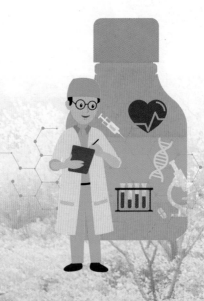

"胰"路有医

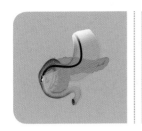

148. 什么是肿瘤的靶向治疗

近几年来，靶向抗肿瘤模式已经越来越被人们所熟知和了解。所谓的靶向治疗就是通过基因检测分析癌症患者的肿瘤细胞基因变异的类别，然后针对其变异靶点选择特异性药物来抑制肿瘤生长的治疗模式。

相比于传统的放化疗，靶向治疗因为能与肿瘤特异性的靶点发生作用，而对正常组织的影响较小，是同时具备较低不良反应和较好疗效的理想性肿瘤治疗模式。

需要注意的是，并不是所有人都适合进行靶向治疗，基因检测是必备的治疗前手段，可帮助明确每一位患者的个体性突变类型，从而帮助医生确定是否可用靶向药物以及使用哪一类靶向药物。

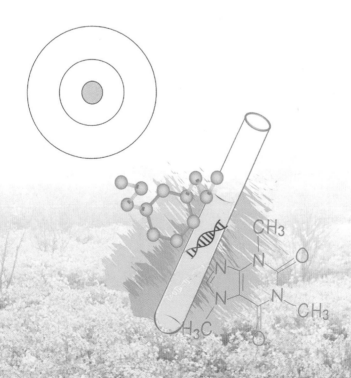

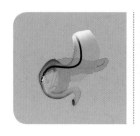

149. 胰腺癌术后随访要做哪些检查

　　胰腺癌术后随访，主要目的在于监测肿瘤复发转移情况以及患者胃肠道及全身脏器恢复情况。主要有实验室检查及影像学检查两方面，一般实验室检查包括血常规、肝肾功能、电解质、血糖、血脂、肿瘤标记物及凝血功能等；影像学检查主要是腹部增强CT，必要时可加做增强MRI或PET/CT及PET/MR。

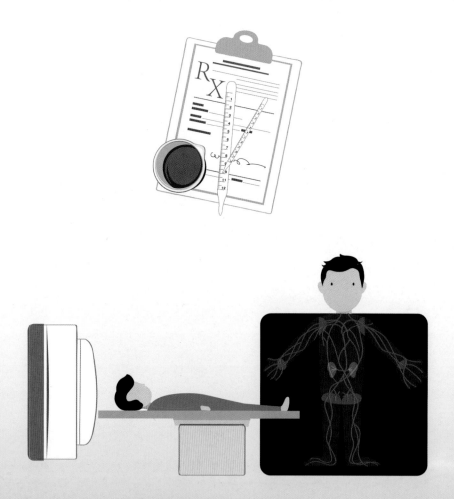

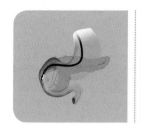

150. 明后天就要做胰腺手术了，我要做哪些准备啊

一般需要手术前12小时禁食，6小时禁水，以防止麻醉或手术过程中呕吐物误吸入气管引起窒息或吸入性肺炎，必要时需放置胃管，减少误吸造成的危险。

（1）呼吸道准备：有吸烟史的患者，需要在术前两周戒烟，以免呼吸道黏膜分泌物过多导致气道阻塞。

（2）预防感染：如果手术前出现了发热、咳嗽、咳痰、尿频、尿急、尿痛等不适，需及时向床位医生反映，将感染控制后方可手术，防止术后感染加重。

（3）调整心态：适当转移注意力，减少术前焦虑，保证充足的睡眠，有助于术后更好恢复。

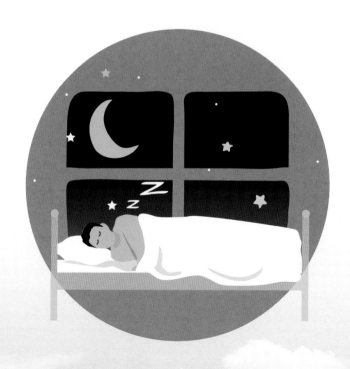

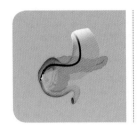

151. 胰腺手术后口干怎么办

需要注意的是，没有床位医生许可的情况下，即使口干也不要自行饮水。因为胰腺手术多涉及消化道的切除与重建，因此术后需要给消化道恢复的时间，这个过程一般持续1～3天。待肠道恢复蠕动，有肛门排气后，向查房医生说明，并得到查房医生许可后，方可恢复饮水。在此之前，如果感到口干，可以用湿润的棉签擦拭嘴唇缓解。

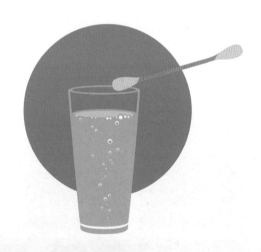

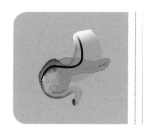

152. 胰腺手术后想排便怎么办，怎么适应啊

术后出现便意，说明肠道开始恢复了蠕动，说明机体的恢复良好。出现便意乃至出现排气等情况都无需惊慌。术后一段时间内都无法下床活动，此时就需要在床上训练大便。可以在医疗用品商店购买床上用的便盆，在护工或家属的帮助下完成床上排便。

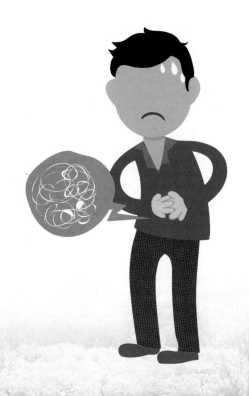

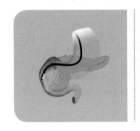

153. 胰腺手术后，疼得厉害怎么办，怎么适应啊

术后疼痛是一种很常见的现象。由于手术造成的创伤，术后在麻醉药效过后，很容易引起再次疼痛。具体分为切口创伤引起的浅表痛以及内脏损伤引起的深层疼痛。术后疼痛在严重时会影响患者休息，长期应激状态下还会阻碍恢复，因此术后如果感到疼痛无法忍受的话，应及时向床位医生反映，可以适当地应用镇痛药物，协助患者平稳度过术后恢复期。一些较重的患者也会由麻醉科配备镇痛泵，在感到疼痛无法忍受时可以通过自主镇痛的方式进行使用。

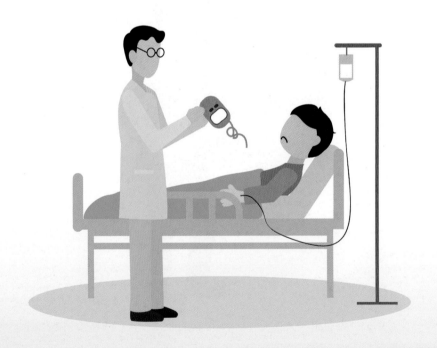

"胰"路有医

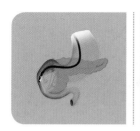

154. 我原来有糖尿病，胰腺手术后不能吃饭只能挂水，血糖怎么控制啊

正常情况下，血糖是靠胰腺分泌的胰岛素来控制的。胰腺手术后，机体原有的血糖调节能力会有不同程度的下降。对于糖尿病患者来说，可能会面临着血糖更加不稳定的情况出现。因此在住院期间，糖尿病患者术后会常规定时监测血糖，医生会根据血糖的结果进行调整控制。对于患者而言，除了需要关注每天定时测量的血糖以外，还需要注意如果出现了头晕恶心、嗜睡萎靡、心慌冷汗等不适症状，应及时通知医生加测血糖并对症处理。

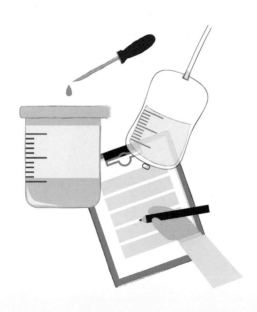

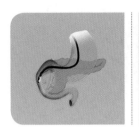

155. 为什么我的手术方案同手术前说的不一样啊

　　人体是一个极其复杂的系统。术前所有的检查手段包括CT、磁共振及超声内镜等也无法对肿瘤的情况进行完全准确地评估。相对而言，术中探查、快速冰冻切片诊断可以帮助医生进一步准确地评估肿瘤情况、浸润范围。因此，具体的手术方案需要在术中进行准确的进一步评估后才能最终决定。如术中探查发现肿瘤浸润范围比术前评估的更大更广，此时可能需要扩大切除范围，如果转移的范围过大，甚至可能丧失手术机会而无法切除。一般在术前谈话时手术医生会将术中可能出现的几种情况向患者说明，而最终的手术方案只能在术中决定，根据具体的情况，手术方案可能会有各种变化。

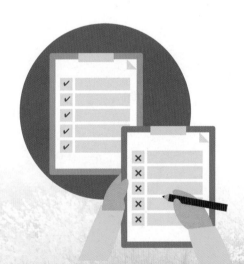

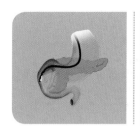

156. 切除胰腺体或尾部的病变，为什么把脾脏也切除啊

　　脾脏有两支最重要的血管：脾动脉及脾静脉，主要走行在胰腺后方，与胰腺关系非常紧密。如果胰腺与血管间不存在间隙，或是病灶侵犯了血管，手术时便会考虑将脾血管切断。脾脏失去了血供也无法继续保留，因此也要一并切除掉。这一做法既为了将病灶完整切除，也为了减少术后出血风险。

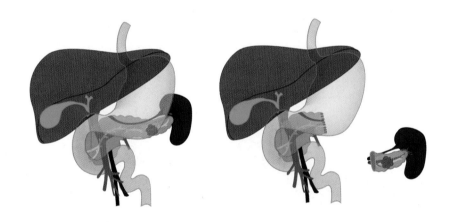

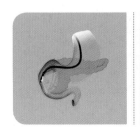
对于不同的占位或病灶、不同的侵袭范围以及不同的解剖结构，手术的策略也会不一样。肿瘤恶性程度较高的患者、病灶侵袭脾血管或是脾血管与胰腺关系紧密无法剥离任一情况的患者，手术会考虑将脾血管切断并切除脾脏。反之，对于恶性程度较低的占位或肿瘤、病灶未侵犯脾血管以及血管与胰腺存在间隙可以完整剥离的患者，可以考虑保留脾脏。

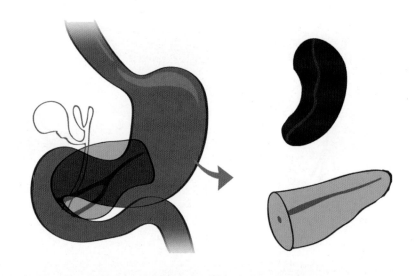

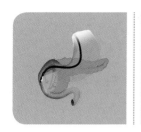

158. 医院为什么要规定探视时间

以瑞金医院胰腺外科为例，病房探视时间为 15∶00 ～ 20∶00，重症观察室探视时间为 16∶30 ～ 17∶00。对于规定探视时间，很多病患及家属存有疑惑：为什么要规定探视时间呢，有点不人性化吧？

胰腺外科每天的工作从 7∶30 的晨交班开始，医务人员需要准确而高效地完成疑难案例讨论、查房、修改执行医嘱等一系列工作，如果医院像菜市场一样，人来人往，对医疗措施实施的干扰可想而知。当然，医院也充分兼顾到患者对亲人的心理需求，下午 15∶00 以后的有序探视正是基于此；同时，当日部分手术陆续结束，部分医师有时间回到病房接待新病人，耐心集中地解答患者及家属对疾病以及医疗方面的疑惑，同时完成必要的知情告知、签字等工作。因此，划分特定的探视时间在为患者营造了一个安静舒适的环境和减少交叉感染风险的同时，也为医务人员能高效流畅地完成一天的工作提供了保障。

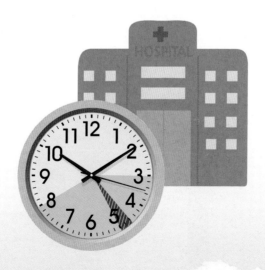

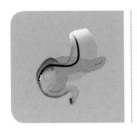

159. 医院为什么不让我们家属陪护啊

胰腺外科致力于提供高质量医疗服务的同时也注重患者心理、人文方面的关怀，病房每天提供规定的陪护时间，使得患者从家属亲友的陪伴中得到安慰感，从而更快地恢复健康。然而，以瑞金医院胰腺外科为例，目前两个病区共126个床位，显然无法同时满足每一位患者的陪护需求，因为除规定陪护时间之外，过多的人员走动，难免会引起环境嘈杂而令患者无法得到足够的休息；同时，住院患者身体抵抗力往往较为虚弱，而家属人员成分有时非常复杂，一个无意中的喷嚏，就有可能造成非常严重的呼吸道感染及传播，加大了患者交叉感染的机会。同时大部分胰腺外科手术（如胰十二指肠切除术、胰体尾切除术等）后的患者，需要定期进行伤口护理，引流管冲洗等临床操作，以减少术后并发症（如切口、感染胰瘘等）的发生。因此，营造一个安静有序的环境对患者术后管理，快速康复尤为重要。同时，医院也充分考虑到了患者长期卧床可能引发的褥疮、深静脉血栓等并发症，病房专门配备了专业的护工人员定时帮助患者擦身、活动下肢等护理工作，以解决家属的担忧。

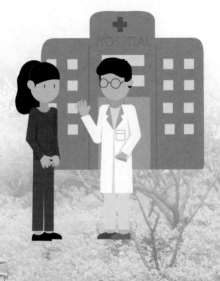

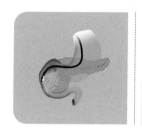

160. 插胃管这么难受，为什么术前一定要插

全麻以及涉及胃肠道的手术一般术前常规进行留置胃管，于患者手术当日早晨进行，将经石蜡油润滑的胃管从患者一侧鼻孔依次通过鼻腔、咽部、食管，最后通过贲门置于胃腔中。患者的恐惧以及胃管造成的异物感不适（尤以通过咽处最甚）往往会给留置胃管的过程带来困难，患者可通过配合医生口令（1，2，3…1，2，3…）进行吞咽从而加快进程并减少不适感。术中通过留置胃管、持续胃肠减压以减少因术中对胃肠道、膈肌等刺激引起的胃内容物反流而造成的误吸，减少麻醉过程以及手术过程中进入消化道的气体，以减少术后患者因消化道不适出现的呃逆、误吸，并加快消化道功能的恢复，术后通过观察胃肠减压引流液性状可早期发现涉及胃吻合口的手术（如胰十二指肠切除术）是否有吻合口瘘、吻合口出血等并发症。对于胰腺术后禁食，进行空肠营养的患者，通过胃肠减压引流过多的胃酸还可以减少应激性溃疡的发生。当患者术后症状改善，术后胃肠引流量明显减少，胃肠道功能恢复有排气后，可经医生确认后拔除胃管。可见术前留置胃管虽"辛苦"，但还是非常有必要的。

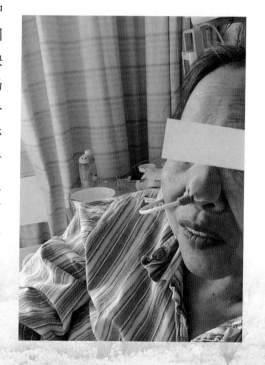

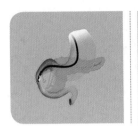

161. 胰腺癌的分期及手术指征

根据NCCN 2017年第二版胰腺癌指南，术前可通过CT、MRI等影像学检查将肿瘤按照大小，肿瘤与肠系膜上动脉，腹腔干的关系；是否有区域淋巴结转移；是否有远处转移划分胰腺癌的T（大小）M（血运转移）N（淋巴结转移）分级。

根据得到的胰腺癌TMN分级可以对患者的进行术前分期，也就是患者及家属就诊过程中经常听到的"几期"。

从临床III期开始，表明肿瘤极大可能侵犯肠系膜上动脉或/和腹腔干，意味着手术切除的难度增加。

尽管根据术前影像学检查对肿瘤与血管的关系，NCCN出台了胰腺癌肿瘤可切除的手术指征，实际临床过程中，对于可切除肿瘤的患者还需要结合其身体状况（如根据患者日常下床活动时间划分1～5分的PS评分），对于交界性切除的肿瘤患者，需要通过多学科会诊确定手术可行性，对于暂时无法切除肿瘤的患者，可先采取新辅助治疗将肿瘤降期后再采取手术切除。值得注意的是，手术切除仍然是目前使得胰腺癌患者获得长期生存可能的唯一手段。

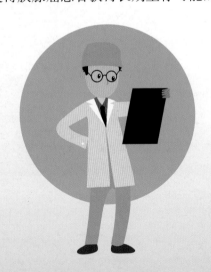

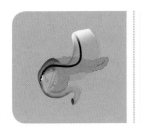

162. 超声内镜（EUS）检查与护理之一：术前准备

（1）一般检查前5～7天需停止服用抗凝抗血小板药物（如阿司匹林、氯吡格雷、华法林、达比加群等），需行活检或内镜下细针穿刺者要做凝血时间检查；以避免因凝血功能不良造成的出血。

（2）检查前至少24小时烟酒不沾，以降低可能的麻醉并发症。

（3）麻醉检查者，术前6小时需禁食禁水，避免胃内潴留影响观察以及食物反流至气管，导致呛咳、误吸、窒息等。

（4）需服高血压药的患者，当日晨起正常服药（用10 mL水送服）。

（5）活动性假牙需取出。

（6）了解患者基本情况，如有无糖尿病、心脏、呼吸系统等疾病及手术、药物过敏史等。

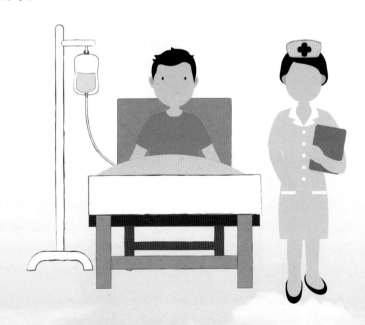

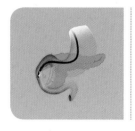

163. 超声内镜（EUS）检查与护理之二：术中配合与术后护理

（1）检查中配合：与患者做好沟通，安慰患者紧张情绪；体位方面，一般情况采用左侧卧位，双腿屈膝至胸部，检查过程中尽可能放松，用鼻吸气、嘴巴呼气，切勿吞咽口水。

（2）检查后应尽量先卧床休息；通常检查后2小时可饮温水及进少量温和食物；行穿刺者需禁食24小时，待血尿淀粉酶结果正常后可食少量流质或半流质（如粥、果汁、汤类），忌油腻、粗糙、辛辣等刺激性食物；若出现发热、腹痛、恶心、呕吐、便血等情况，请记录发生时间、量，及时通知医生或及时至医院就诊。

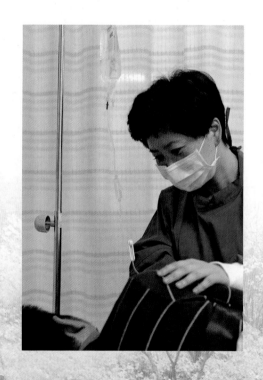

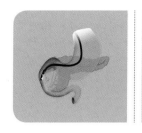

164. 经内镜逆行胰胆管造影(ERCP)检查与护理之一：术前准备与术中配合

术前准备：

（1）与患者沟通交流，介绍检查目的、方法、需配合事项等，消除患者紧张情绪。

（2）再微创也是有创伤或并发症风险的，需向患者说明，并签署知情同意书。

（3）明确既往史及个人史，如患有青光眼、高血压、糖尿病、前列腺肥大、药物过敏等；女性患者是否在月经期。

（4）配合完成相关实验室检查，如血常规、肝肾功能、电解质、凝血及心肺功能，以确认身体能否承受该手术。

（5）检查前6小时禁食、禁水，戒烟48小时及以上。

（6）检查时需取下带金属的衣服、首饰、活动性假牙、隐形眼镜等。

（7）术前24小时内行碘过敏试验。

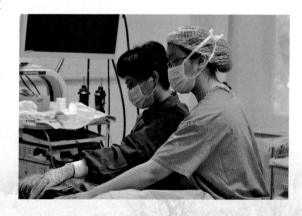

术中配合：

（1）在患者身体情况允许的情况下一般选择静脉麻醉；若有严重心血管系统疾病和肺功能不良情况，则选择镇静麻醉。

（2）检查全程采用俯卧趴着睡的体位。

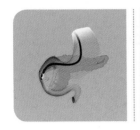

165. 经内镜逆行胰胆管造影 (ERCP)检查与护理之二：术后护理

（1）严格禁食、禁水。

（2）医师一般会在术后3小时、24小时会常规进行血淀粉酶监测，根据此结果决定何时可以进食。

（3）进食开始前宜先喝水，逐步过渡到米汤、果汁等流质，再到炖蛋、藕粉、素菜汤面等低脂半流质饮食。一周后可清淡饮食，避免油腻食物并少量多餐，避免暴饮暴食，多饮水，避免剧烈运动。

（4）如感觉腹痛、腹胀明显，有恶心、呕吐、黑便、出冷汗、心跳加快、体温升高等不适请及时通知医师。

（5）为保持引流通畅，减少并发症发生风险，同时观察引流液情况以了解身体状况。

（6）引流管护理：有些患者术中留置了鼻胰管、鼻胆管。首先，要注意保

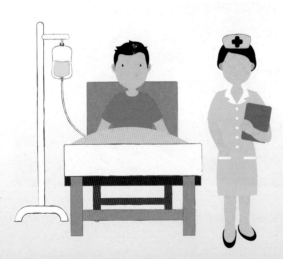

护好引流管，防止滑脱，在走动或睡眠时，需留好一定活动距离，以免被拽出；其次，勤漱口，保持咽部清洁；第三，引流管毕竟是外来物，对鼻咽部会有一定刺激，导致咽部不适，一般1～2天即可适应；第四，每天观察引流液多少及性质，及时观察引流管有无移位、滑出、打折等，并做好相应处理。

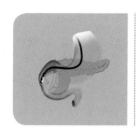

166. 胰酶制剂怎么服用更有效啊

以常用的胰酶制剂得每通肠溶胶囊为例，常用剂量为1～8粒/次，餐中口服（饭吃了一半后服药），一般以2～3粒/次开始，遵循"饿就减、饱就加"的原则。具体方法如下：在饮食结构相同的情况下，若服药后很快产生饥饿感，说明量有点多，下一次进食时减1粒，若很快有饥饿感，下一次进食时再减1粒；相反，若服药后3～4小时仍有上腹不适或饱胀感，则说明用量不足，下一次进餐餐中服药时加1粒，若仍有上腹不适或饱胀感，下一次再加1粒，若加至8粒仍有上腹不适或饱胀感，说明对此药物不敏感或者还需要辅以PPI制剂等抑酸剂，如雷贝拉唑、奥美拉唑等其他药物。

需要注意的是，得每通的剂量与饮食中脂肪含量密切相关：若只是一碗米饭加几块咸菜，大多1粒甚至不服药即足够，但若是一碗米饭加一大碗肉，可能8粒也不够。故需要患者本人根据自己的饮食情况，循序渐进，逐渐找到最符合自身的最佳剂量。同时，随着病情好转，药物剂量也可逐渐减少的。

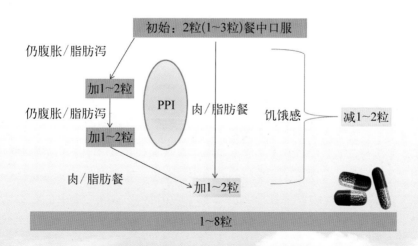

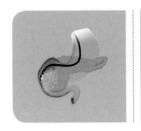

167. 该如何做好术前准备与护理

术前准备质量是整个围术期质量的基础，直接影响手术治疗的效果，如果您要接受手术治疗，请不要紧张，接下来向您介绍有关手术准备的注意事项，希望有所帮助。术前一天请不要离开病房，等待护士抽血化验血型、医生谈话签字、麻醉师及手术室护士来访谈等。

术前一天最好洗澡，不能洗澡的患者，可用温水擦浴，但要注意防止感冒。术前晚上20：00开始禁食、禁水，若等待手术过程中出现心慌、发冷汗等症状，可能为低血糖，及时通知医护人员。

术前应保证充足的睡眠，如您有入睡困难，请及时告知医师。若您合并有糖尿病，手术日一般应停服降血糖药（具体以医嘱为准），若有高血压或心脏病，手术当天的口服药还是要记得服用，其他常用药物必须在医护人员指导下进行使用。

术前可练习在床上用便盆、尿壶，以免术后卧床排尿不适应造成排尿困难。女性患者来月经，需告知医护人员，考虑是否延期手术。请您修剪手指甲及脚趾甲，且不能留有指甲油。

手术日早上，等待医护人员为您清理手术区域毛发、插胃管等。反穿病员服（纽扣在后），内衣、内裤、鞋子、袜子均需脱下。有假牙者脱下假牙，拿下戒指、手表、项链、手链等首饰交给家属保管，不能佩戴眼镜（包括隐形眼镜）、假发，请不要化妆，离开病房前排尽大小便。患者送入手术室后，家属请至家属等候区等待，术中如有异常情况，医师会及时到等候区联系您的家属，因此，请家属不要随意离开等候区。

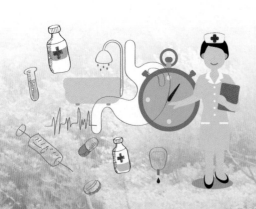

"胰"路有医

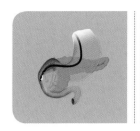

168. 为什么术前就教我们深呼吸咳嗽，深呼吸咳嗽有什么作用呢

术前正确深呼吸和咳嗽训练是为术后快速康复奠定基础。术前通过深呼吸训练，患者主动用力呼气、吸气，可以而改善肺通气功能，增加了肺活量，防止术后呼吸功能不全的出现。另外，通过深呼吸训练，可以避免咳嗽发生，防止因呼吸道闭塞与分泌物吸入而造成气道梗阻。通过深呼吸有效咳嗽可以咳出深部痰液，以防发生肺部感染。

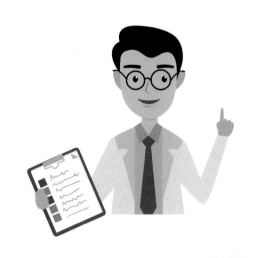

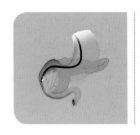

169. 围术期防跌倒措施有哪些

胰腺疾病诊疗期间，因实验室诊断、术前准备、术后康复的要求，患者常常被要求禁食禁水，尽管期间会给予一定的营养支持，但由此引起的跌倒风险也随之增加，主要请您注意以下几点：

（1）穿着大小合适的衣物及防滑拖鞋。

（2）发现地面潮湿或水渍，小心避开并及时告知护士。

（3）起床速度宜缓慢，遵循"起床三步曲"，即醒后30秒再起床、起床后30秒再站立、站立后30秒再行走；行走中出现头晕，应及时扶物站立或蹲下。

（4）睡前用药请先如厕；服用特殊药物后（安眠药、降糖药、降压药等）的患者，请勿行走，需要任何协助而无家属在旁，请立即呼叫护士；若您属体质虚弱者，有头晕、晕厥、黑蒙症状者，经常发生体位性低血压者，肢体活动受限、视觉障碍及年老体弱等患者，请勿独自起床或行走，须由家属或护士（按铃呼叫护士）陪伴，如需沐浴须在家属陪伴下进行。

（5）保持病室、走廊和地面清洁、干燥、平整、完好；不随便在通道内堆放物品；保证病室光线充足；夜间应开启地灯，必要时拉起床护栏。

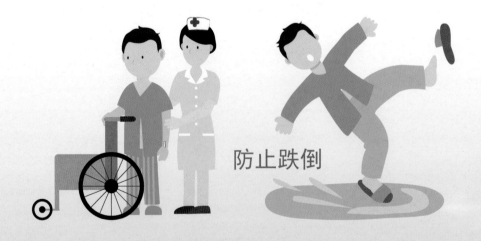

防止跌倒

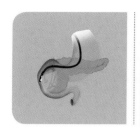

170. 胰腺术后出入量计算

　　胰腺手术完成后根据患者的病情，可能会需要记录24小时出入量。那什么是出入量呢？出量指的是从体内排出的所有液体，入量则是进入体内的所有液体的量，其中我们要记录的出量包括大小便、引流液、穿刺液、出血量等，入量包括摄入量、补液量等。每天护理人员将会询问患者的进食、饮水、排便情况并记录，如若使用集尿袋或引流袋等容器，请患者和家属不要自行弃去容器内容物，方便医护人员进行计算。

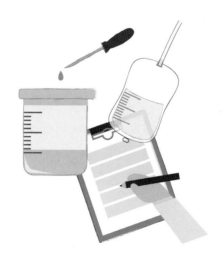

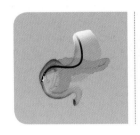

171. 胰腺术后腹腔引流管护理

腹腔引流管的作用是将手术部位的组织间或体腔中积聚的脓、血、液体等引流至体外，以促进创面愈合。腹腔引流管分为单腔和双腔两大类。胰腺术后引流管放置的主要位置有胆肠吻合口、胰肠吻合口、胰腺残面、脾窝、肝下、胰腺上缘等。医护人员术后会妥善固定引流管，设置标签贴以区分不同引流管，并对引流液的色、质、量进行密切观察并及时进行记录。此外，患者及照护者还需注意的护理要点包括：

（1）卧床时，注意不要压住引流管，防止扭曲和折叠，保持导管通畅。

（2）翻身时，动作要慢，注意不要牵拉引流管。

（3）腹腔导管需双固定，一使用橡皮筋及别针固定引流管，二固定引流袋，引流管固定处上方应留有一定长度，避免引流管处于绷直状态，防止滑脱，别针开口向外，避免刺伤。

（4）下床时，引流袋要随身固定。引流袋悬挂位置不能高于插管水平面，更不能接触地面，以免引流液逆行性感染。

（5）为方便护理人员观察引流液，患者及家属不宜自行处理引流液。

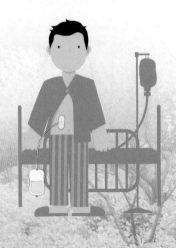

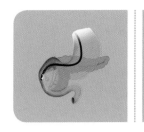

172. 胰腺术后活动指导

胰腺术后患者可能由于担心牵拉手术伤口及引流管而不敢活动，但术后尽早活动对于胰腺手术患者呼吸功能和胃肠蠕动功能的恢复、伤口的愈合都是有利的。

手术是全身麻醉的，一般手术后回病房6小时采用去枕平卧位，若无不适可在6小时后垫软枕。术后常规活动是不会使伤口裂开的，所以请患者不要过度担心。当然，小心一点也是必要的，您首先可以活动四肢、抬臀等，以缓解因长时间卧床不动而引起的腰背酸痛、手脚麻木等不适。术后第二日可以翻身，请家属或陪护人员协助翻身、拍背，促进有效的咳嗽、咳痰。第三日可以在床上坐起，术后卧床期间，可适当按照起床三部曲缓慢起床，以防跌倒。尽可能早日下床活动，活动时要注意尽可能减少腹内压的产生。

在患者病情稳定、生命体征平稳、较好控制了疼痛的情况下，医护人员或康复师将会指导患者循序渐进地进行活动锻炼，活动时间选择在早晨输液前和下午输液后，从床头摇高、练习床上坐位逐渐过渡到床旁坐位，双下肢下垂。如果没有出现黑蒙眩晕，可以尝试床边站立，过程中必须有家属或陪护人员的搀扶，渐渐地开始床旁行走、如厕，自己洗漱，每次活动量控制在不引起疼痛、不引起疲惫的患者能够耐受的水平内，逐渐延长活动时间和次数。活动过程中请穿着合适衣物及防滑鞋，避免受凉和滑倒。

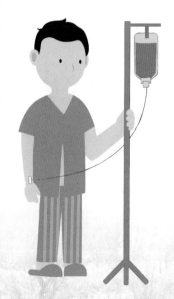

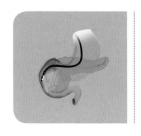

173. 胰腺术后体位安置

胰腺手术通常采用全身麻醉方式进行，全麻术后6小时应保持患者处于平卧位，将头转向一侧，预防舌根后缀以及麻醉后呕吐物导致的呼吸道梗阻，便于呼吸道的护理。

期间，医护人员会根据患者的麻醉恢复情况，在患者颈下放置枕头，在安全的情况下保证术后的舒适。

麻醉清醒且生命体征稳定后，医护人员将会指导患者改为半卧位，将床头抬高30°～45°，以利于各种引流管的引流，避免膈下积液，并可以减轻腹肌张力，促进有效咳痰、减轻疼痛。术后卧床期间，请记得每2小时要向左右侧翻身，可有效防止褥疮的发生。

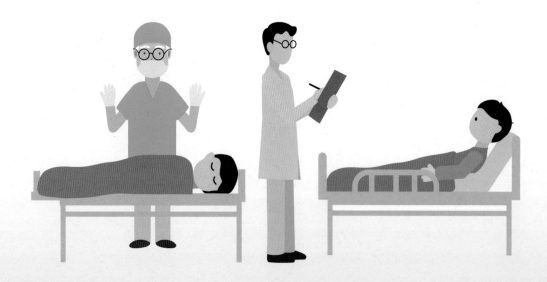

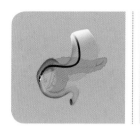

174. 为什么我们用机器人做手术会肩颈痛，别人开腹的就没有

达芬奇机器人手术方式需要用二氧化碳建立气腹，术后腹腔内残留的二氧化碳气体刺激膈神经可引起放射性疼痛，所以会出现肩颈痛。短期内待二氧化碳气体被完全吸收后可自行缓解，无需特殊处理，请您不要担心。

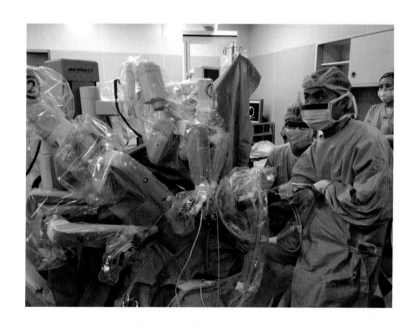

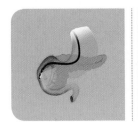

175. 胰腺术后饮食指导：少量饮水与流质饮食

（1）少量饮水：属于禁食期到流质饮食期之间的过渡。此期间只能饮少量的水，不能进食其他食物。

一次喝20 mL左右的温水（约为一勺子），间隔1～2小时再喝，一日可根据自身情况多次饮水。一日的总量不超过200 mL（约为一小杯一次性纸杯的量）。饮水期间若有不适，如恶心、呕吐、腹胀、腹泻等，及时联系医护人员。

（2）流质饮食：食物呈液体状，易吞咽、易消化。如，米汤、菜汤、果汁（无果肉）、肉汁、稀藕粉等。

少食多餐，每日可6～7餐，每次200 mL左右为宜，每2～3小时1次，也可根据自身情况调整。

不宜食用：一切非流质固体食物，多纤维、油腻、易胀气、含浓烈调味品的食物。

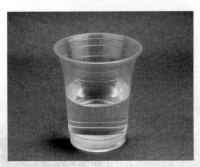
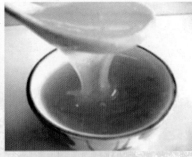
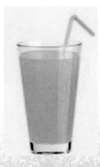

"胰"路有医

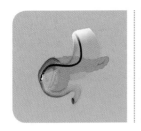

176. 胰腺术后饮食指导：半流质饮食与低脂饮食

（1）半流质饮食：食物呈半流质状态，无刺激，易于咀嚼、吞咽和消化，纤维少，如粥、烂糊面、蒸鸡蛋、小馄饨、肉末、豆腐、菜末、馒头等。

少量多餐，每日可进餐5～6次，也可根据自身情况调节。不宜食用：较硬、多纤维、胀气、油腻、油炸食品等。

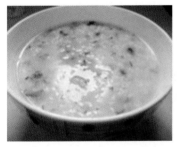
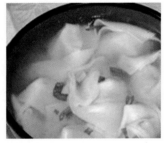
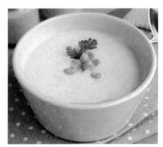

（2）低脂饮食：限制脂肪摄入，每日＜40 g，尤其要限制动物脂肪的摄入。

猪肉、羊肉、牛肉等畜类肉脂肪含量高，可买500克肉，分成5份，每天吃其中1份。若为半流质饮食，需将肉类做成肉酱或肉糜。禽类肉、鱼虾类脂肪含量偏少，可适量食用。

尽量减少烹调用油，可选用蒸、煮、炖、煲汤等方法。

不宜食用：肥肉、肉皮、油炸、油煎、甜点等高脂肪食物。

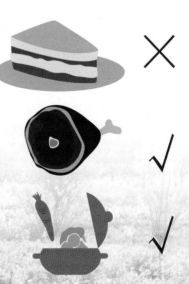

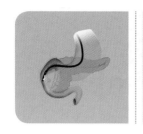

177. 我从吃了流质后就感觉腹胀，一天大便十多次呢，是怎么回事啊

（1）胰腺手术耗时长、损伤大，术后有较严重的肠麻痹。治疗后随着病情的好转，肠蠕动恢复，肠道内的积液排出，形成腹泻。

（2）手术时若胆囊被切除，胆汁的作用减弱，特别是对脂肪的消化和抑制细菌生长的能力减弱，使肠道内环境发生改变，从而出现肠道功能紊乱、肠道菌群失调而引起腹泻。

（3）胆盐吸收受影响从而过多地进入结肠，刺激结肠运动亦可产生腹泻。

（4）胰液中含有大量脂肪酶、蛋白酶、淀粉酶和弹力蛋白酶等帮助消化食物。胰腺手术后胰液分泌减少，还使用生长抑素等抑制胰液的分泌，当患者肠功能恢复开始进食时，由于胰液大量减少，导致食物消化和吸收不良而引起腹泻。

（5）胰腺手术的创伤性较大，致术后免疫功能降低；加之手术后大剂量使用广谱抗生素，易造成肠道菌群紊乱，从而引起机会菌感染或真菌感染而导致腹泻。

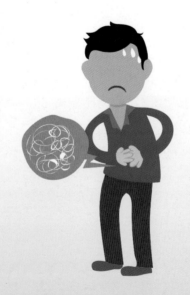

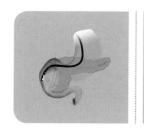

178. 胰腺术后营养管怎么护理呢

肠内营养是经胃肠道提供代谢需要的营养物质及其他各种营养素的营养支持方式，相较于肠外营养能够更好地被机体吸收利用，维持肠黏膜细胞的正常结构，保护肠道屏障功能，其中经导管输入肠内营养分为鼻胃管、鼻十二指肠管、鼻空肠管和胃空肠造瘘管。

护士对上述营养管都会做好相应标签，将经鼻营养管固定于面颊部，造瘘管由医生固定于腹部，将肠内营养液置于输注袋中，经输注管与患者的营养管相连，根据医嘱的输注速度缓慢注入肠内。

输注期间，经鼻胃管者应保持30°～45°半卧位，有助于防止营养液反流和误吸入呼吸道；经鼻空肠管和空肠造瘘者无体位要求。若患者突然出现呛咳、呼吸急促或咳出类似营养液的痰液，怀疑有营养管移位导致误吸的可能，应立即通知医护人员及时停止输注营养液，鼓励和刺激患者咳嗽，排出吸入物和分泌物。输注后出现恶心、呕吐、腹痛等消化道反应，及时进行反馈。

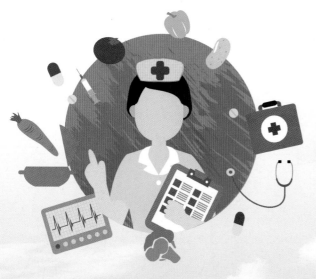

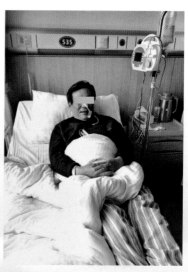

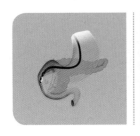

179. 我之前没有糖尿病，为什么我术后血糖就高了呢，要一天测这么多次血糖啊

　　原因之一是应激状态。胰腺手术创伤大，手术时间长，术后并发症多及担心预后不良等使患者处于焦虑或紧张状态，往往出现内分泌功能紊乱，导致胰高血糖素/胰岛素分泌比例失调和胰岛素抵抗，另外，应激状态使机体分解代谢速度大大增加，使血糖升高。

　　原因之二是手术创伤。胰腺内分泌功能受损，容易引起血糖不稳定。

　　原因之三是药物的应用。胰腺手术并发症多，术后常规给予生长抑素等药物预防并发症的发生。生长抑素对生长激素、胰高血糖素及胰岛素的释放均具有抑制作用，影响机体对血糖的调节，导致持续性高血糖。

　　所以，术后我们要定时对患者进行血糖的监测，以防发生低血糖或酮症酸中毒，保证患者的生命安全。

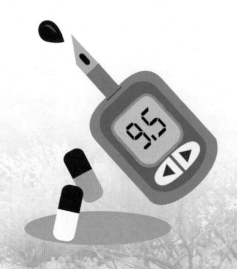

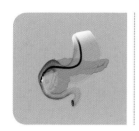

180. 如何科学对待胰腺疾病

（1）日常生活中，健康饮食，不沾烟酒或戒烟戒酒，控制体重，这些细节都有助于预防胰腺疾病的发生。

（2）应积极到有实力的胰腺疾病诊疗中心进行有关胰腺疾病的筛查与定期随访复查，有助于早发现、早诊断、早治疗，提高治疗效果。

（3）对于已诊断有胰腺疾病的患者，应规律复查胰腺情况，保持健康的生活习惯，积极配合医生的治疗，可有效防止胰腺疾病的进展。对于胰腺肿瘤患者，应调整心态，积极配合医生的治疗，可有效改善胰腺肿瘤的预后，提高生活质量。

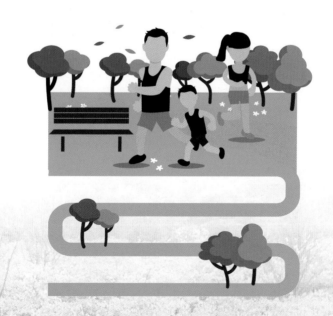